Lucien Sève

Bioetiko kaj demokratio

Kio estas la homa persono?

Lucien Sève

Bioetiko kaj demokratio

Kio estas la homa persono?

Monda Asembleo Socia (MAS)

Lucien Sève

Bioetiko kaj demokratio

Kio estas la homa persono?

El la franca tradukis Francis Tiedrez

Reviziita de Wim Jansen kaj Vilhelmo Lutermano

Embres-et-Castelmaure

Monda Asembleo Socia (MAS)

2023

ISBN 978-2-36960-227-9

(epub: 978-2-36960-228-6)

(= MAS-libro n-ro 246)

Enhavo

Bioetiko kaj demokratio

Malsama voĉo

Tiu ĉi malgranda libro ŝatus aŭdigi, se eble, malsaman voĉon en la diversharmonia, foje misharmonia koncerto, kiun proponas al ni tio, kion oni nomas la bioetiko[1]. Malsama voĉo naskita de iom originala sperto.

Mi estis enoficigita en 1983 kiel membro de la nove kreita Nacia Konsulta Komitato pri Etiko, kaj mi restis membro dum 17 jaroj. Enoficigita iom ŝance: tra la 36 membroj en la komenco, nur kvar estis origine nomumitaj de la prezidanto de la respubliko al la titolo de aparteno al la «ĉefaj filozofiaj kaj spiritaj familioj» – la katolika, la protestanta, la juda kaj la islama. Ŝajne iu rimarkigis, ke en Francio ekzistas ankaŭ nekredantoj. Mi estas tia kaj, tiamaniere, sen scii la kialon (ĉu ĉar 'marksisto'? aŭ kvankam 'marksisto'?) mi fariĝis la kvina en tiu kontingento, kun statuso malpli evidenta ol la kvar aliaj.

Unue preskaŭ plena komencanto pri biomedicina etiko, mi profitis en ĉi tiu „C.N.N.E.", (kiel tre rapide oni mallongigis ĝin), bonegan inicadon per kontakto kun prestiĝaj sciencistoj, kun grandaj gekuracistoj – ĉi tiuj lastaj longtempe tro malmultaj –, eminentaj pro multaj kialoj, de juristino ĝis demografo, de avangarda scienculo ĝis la teologino, de altranga ŝtatoficisto ĝis ĝenerala flegistino. Sed – alia propreco de mia sperto – dum multaj jaroj sola profesia filozofo en tiu kompanio, mi estis post ioma tempo instigita demandi sen paradokso, ĉu ni etikumas sufiĉe por igi pli klaraj niajn komunajn kategoriojn de pensado, komencante per tiu de *homa persono*. Kaj, prenita laŭvorte de la prezidanto Jean Bernard, mi estis neatendite engaĝita en la gvidado de grupo de pripensado pri tiu temo – longa aventuro ĉefe kleriga kiu, tri jarojn poste, igis min eksponi la pli ĉefajn orientiĝojn de la interkonsento, al kiu ni alvenis sen rezigni

---

1 Tiu diskutinda vorto – kiu per sia mallongigo povas tre malĝuste imagi tiun etikan kampon kiel dependaĵon de la biologio, sed kiun ĝia komforta uzo trudis – celas la moralan taksadon de la biomedicinaj esploroj kaj de iliaj novigaj aplikaĵoj, do tute novajn problemojn kompare kun tiuj, kiujn la medicina etiko jam delonge alfrontas.

niajn diferencojn, per la redakto de la raporto de la C.C.N.E. titolita «*Biomedicina esploro kaj respekto de la homa persono* ».

Mi estis unu el tiuj, kiuj daŭre *laboris* en la CCNE, dum kvar sinsekvaj mandatoj de po kvar jaroj.[2] Tio signifas ke, dum mi legadis multe pri kio tuŝis niajn problemojn, mi partoprenis pli aŭ malpli aktive en la diskuto eĉ en la ellaborado de dekoj da avizoj pri temoj ekstreme diversaj, kaj mi implikiĝis en la sekvado de la aktiveco de multnombraj pensgrupoj, kaj mi kunredaktis plurajn tekstojn de la Komitato, de la raporto de 1994 rilate al "*La transdono de sciencaj informoj pri la biologiaj kaj medicinaj esploroj*", kie mi asistis Henri Atlán pri la etika parto de la dokumento pri la reprodukta klonado, petita de la Prezidanto de la Respubliko al C.C.N.E. en 1997, dokumento kies enhavon pluraj inter ni parole komentis al li. Mi multfoje parolis pri bioetiko antaŭ diversaj publikoj en universitataj haloj aŭ kolegiaj klasoj – dek kvin jaraĝa, vi povas esti pasia pri bioetiko – kaj ofte mi skribis pri ĝi artikolojn kaj libron. Komunisto de longtempe, mi ankaŭ kontribuis kun D-ro Isabelle Lorand al la kreo de Komisiono pri Bioetiko de la Franca Komunista Partio, kies iniciatoj resonis en Francio kaj ekster Francio.

Mi kolektas tie ĉi tiujn malmultajn indikojn por klarigi kion mi diris komence, parolante de « iom originala » sperto subkuŝanta sub la malsama voĉo kiun ĉi libro dezirus aŭdigi. Profunde impresita de la C.C.N.E. de la fruaj jaroj, dum, laŭ mia opinio, ia franca bioetiko estis skizata, originala kompare al kio formiĝas aliloke, mi intense vivadis tian sperton, kiel filozofo atenta pri ĝia konekto kun ĝia marksa kulturo kaj ankaŭ kiel komunisto dezira kontribui al tiu aŭtenta kompreno, kie oni ne ĉipe forfajlas la malglataĵojn, cetere iom soleca dum tiuj longdaŭraj[3] klopodoj, pri kiuj mi ne trovis fortajn apogojn en la ĉeestanta

2 Ĉar la CCNE restis proksimume jaron sen prezidanto kaj do ne povis funkcii laŭstatute, kvarfoje kvar ne rezultigis dek ses, sed dek sep jarojn.

3 Sola komunisto inter tridek ses membroj de la C.C.N.E. (dum ĉeestis kvar komunistaj ministroj en la registaro…), soleco kiu daŭris dum pluraj jaroj, mi tie malfacile povis komunigi iujn strategiajn demandojn – la ĉeesto de unu komunisto en la C.C.N.E. tuj iĝis temo por denunca kampanjo lanĉita en Septembro 1983 de Annie Kriegel en '*Le Figaro*' (kaj plidaŭrigita interalie per *L'Express*) , provo cetere traktita kun absoluta malestimo de la Prezidanto de la Komitato kaj de la plimulto de miaj kolegoj … Koncerne la Francan Komunistan Partion, kie en la komenca periodo mi povis interŝanĝi

literaturo, mi grade faris por mi mem linion de pensado, pri kiu mi ne deziras unu momenton kaŝi la multajn precizajn ŝuldojn, sed kiu, krom eraro, formas, laŭ sia ĝenerala aspekto, klare malsaman bioetikan kulturon, kiu ŝajnas al mi resti hodiaŭ ankoraŭ. Se mi, iom arbitre, klarigas per distingo en apartaj partoj ĉi tiun alproksimiĝon, kiu estas fundamente unu, mi povas karakterizi ĝin per kvar ĉefaj temoj.

Respondeca progresismo

Oni kutime priskribas la bioetikajn debatojn revenantajn tra la diversaj dosieroj kiel kolizion inter *liberaluloj* kaj *konservativuloj*. "Konservativulo" opinias, ke *homo sapiens sapiens* estas tiel bonega kiel li estas – laŭ la kredanto, lia konstitucio estas eĉ sankta ĉar faro de Dio – kaj li opinias ke volo ŝanĝi lin, eĉ iomete, rivelas neakcepteblan emon de magilernanto. La biomedicino ne nur ne rajtas sekvi tian celon, sed ĝiaj agoj estas morale pravigeblaj nur tiom, kiom ili tendencas restarigi la integrecon de homa naturo turmentata de la malordo de la patologioj. El tiu vidpunkto, la invadanta estriĝo sur la homa kondiĉo mem de disvastigata biomedicina inĝenierio konsistigas danĝeregan minacon de malhumanigo. La rifuzo de tia inĝenierio kondukas iujn ĝis la fobio[4]. De tie, en la kunteksto de malamo abunde disvastiĝinta kontraŭ la "teĥnoscienco", venas la grava apriora rifuzemo kontraŭ multaj terapeŭtikaj novigoj kaj eĉ kontraŭ multaj bazaj esploradoj, eĉ ia principa '*non possumus*'[5] kiun la kutima argumento de la 'glitiga deklivo' senlimigas.

Alfrontita al tiuj ekstremaj pozicioj, la 'liberalulo' ne povas sin teni. Laŭ li, konsideri kiel sankta la malperfektan produkton de natura evoluo,

---

informojn kaj demandojn kun kompetentaj kamaradoj ene de malgranda grupo, la batalo por ia "*komunista refondo*" en kiu mi engaĝiĝis en la mezo de la okdekaj jaroj, pli kaj pli malakceptita de la gvidantaro, okazigis kompletan forigon de tiu grupo. Nur ĉe la fino de la naŭdekaj jaroj, kiam Robert Hue anstataŭis Georges Marchais, eblis krei la Komisionon pri Bioetiko menciitan supre – kiam mi estis forlasonta la C.C.N.E.

4 Pri tio ĉi, drama ekzemplo estas la libro de Michel Henry, "*La Barbareco*", Grasset, Parizo, 1987.

5 Latine: "ni ne povas". –ft

kie nesondebla kontingenco interplektiĝas kun blinda neceso, estas pura sensencaĵo. Ĉu la konservativulo rifuzas tion, kio minacas malgrandigi la homon? Precize nenio pli grandigas lin ol ekestri de nun sian biologian konsistecon danke al la liberigaj potencoj proponataj de ĉi tiu "teĥnoscienco" tiel misfamigita – sur tia vojo, iuj ŝajnas ne timi iri ĝis la revivigo de la sciencismo. La laŭdira "etiko", kiun oni kontraŭmetas al la biomedicina progreso, estas nur la lasta avataro de tiu morala superstiĉo, en kies nomo oni iam kondamnis la disseksadon de kadavroj kaj ankoraŭ, en nia tempo, demonigas abortigon. Morala estas tio, kio kongruas kun la bone kalkulita intereso de la plej granda nombro. Sur tia impeto, la "liberalulo", inklina al kredo ke ĉio, kio ŝajnas farebla, devas esti provata, malbone perceptas, kial decus anticipe forĵeti eĉ projektojn tiel riskoplenajn kiel la ĝerma genetika terapio aŭ reprodukta klonado, kaj li senrestrikte akceptas aliĝon al la novliberala filozofio de ia biomedicino ligita ekzemple al la ebleco patentigi genajn sekvencojn, eĉ la borsan direktadon de la scienca esplorado mem. Kaj jen la vico de la "konservativulo" forte laŭtigi la voĉon ...

Kio tuj konvinkis min en la orientado proponita, demando post demando, de la plej spertaj membroj de la CCNE – ĝia prezidanto Jean Bernard, ĝia vicprezidanto Pierre Laroque, la organizanto ĉe la Liberigo de la franca socia sekureco kun la komunista ministro pri sano Ambroise Croizat, ankaŭ la Nobel-premiito pri medicino Jean Dausset kaj kelkaj aliaj – estas, ke kun granda konvinkoforto ĝi desupre eliris el tia neeltenebla dilemo. Malproksime de la timindaj scienckredulaj naivaĵoj, ĝi tamen deiris de la elprovita certeco, ke socie parolante scio estas ĉiam preferinda ol nescio[6], kaj ke nenio malhelpu la disvolviĝon de fundamenta esplorado nek bone pripensitan biomedicinan novigon: bioetiko devis ne kompromiti sin kun kontraŭ-scienco. Sed tiu rezoluta progresismo, nepenetrebla por la dogma '*non possumus*', estis asociita kun eksterordinare vigla zorgado pri "ĉiu homo kaj la tuta homo", pri ties libereco,

6 Tio ne estas nepre vera el individua vidpunkto. Ekzemple, ĉu ni povas ne respekti en ia persono, kiu eble entenas la genon de la malsano de Huntington, tiu terura nekuracebla malsano neŭrodegenera, sed malfrue aperanta, la rajton ne ekscii antaŭtempe, kia estas lia sanstato? Ne volata, kaj tiurilate malĝustatempa malkaŝo povas esti respondeca je memmortigo. Sed socie parolante, tio, kion ni lernis en la lastaj du jardekoj pri tiu malsano, estis evidente tre utila por la plej multoaj homoj koncernataj.

ties rajtoj, ties digno. Jes senrezerve al la antaŭenigo de la biomedicino, kondiĉe ke ĝi montriĝu tre respondeca pri ĝiaj agoj kaj projektoj rilate al la homa individuo kaj al la homa specio, metante sian tutan klarmensecon en la servon de ĉi tiu celo – la rolo de etika komitato estas nur helpi ĝin en tio. Pri ĉiu dosiero, la ĉefa demando devis esti: se tiamaniere oni komencas, kio antaŭvideble, rekte aŭ nerekte, rezultos rilate la respekton je la homo kaj je la homaro? Forta leciono de *praktika* racio.

Tiu alproksimiĝo same ne reduktebla al "liberalismo" kiel al "konservativismo" montris siajn kapablojn ekde la unua demando kiu longe absorbis nin: tiu de patrinoj kiujn la amaskomunikiloj nomis "surogataj". Al malfekunda homparo sekve de nefekundeco de la virino, alia virino proponis porti, anstataŭ la virino, feton devenantan el eksterorganisma fekundigo de unu el siaj propraj ovuloj per spermo de la edzo aŭ kunulo, kaj liveri la bebon al la homparo ĉe naskiĝo. Tiu ĉi komenciĝanta praktiko ĝuis en la publika opinio plejparte pozitivan bildon: speciale multaj virinoj vidis ĝin kiel agon de tre laŭdinda grandanimo. Prenante kontraŭdirekte tiun opinion, la CCNE elsendis en Oktobro 1984 signife malinstigan avizon ĉe la fino de procezo kiu estas samtempe pika pro la rivelo de la problemoj kaj modesta pri respondoj. Ja necesis mezuri la ekstreman novecon de la etikaj demandoj levitaj per tiuj novaj disigitaj patrinecoj kie, sub iluziaj terminoj kiel "surogataj patrinoj"[7] aŭ "prunto de utero", vere temas pri ia forcedo de infano, neakceptebla laŭ la estanta leĝo kaj kiu alvokas interulojn, kies rolo ne estas nepre neprofitema. Do estis necesega zorge pripensi la pezajn riskojn de materiala kaj morala ekspluato de la surogataj patrinoj, de la ne malimplikebla konflikto en kazo de netransdono de la ĵus-naskito, de ne-respekto de la interesoj de la tiel koncipita infano. La averto de la CCNE estis finfine ne amendi ekzistantan leĝaron por "fari permesata manieron respondi al malfekundeco, manieron kiu potenciale enhavas malsekurecon" por ĉiuj. Samtempe ĝi proponis organizi "vastan publikan konsultadon" por kontribui

7 La kazo, kiun referencas la esprimo "anstataŭa patrino" striktasence certe povas ekzisti. Jen ekzemple tio okazis en 1990, kiam juna sudafrika avino plenumis la gravedecon pri embrio de la ovulo de sia filino, kies sanstato ekskludis gravedecon. La termino tamen estas tute misgvida, kiam ĝi malklarigas la kernan fakton, ke la anstataŭanta patrino ne nur enportas, sed estas donantino – eĉ vendistino – de infano devena el sia propra ovulo.

al “maturiĝo de ideoj”[8], samtempe disvolvi la necesajn esploradojn pri la teĥnikoj de artefarita reproduktado. Pozicio, kiu komence surprizis. Malmultajn jarojn poste, la evidenta subaĉetebla drivo de la praktiko de “surogataj patrinoj”, de la bruegaj dramoj kiel polica interveno por elpreni novnaskiton for de lia biologia patrino renversis la opinion, kio validigis per sperto etikan viglecatenton komence miskomprenitan.[9]

Preter la senelira kontraŭstaro inter “konservativismo” kaj “liberalismo” kuŝas do vojo por la responsa progresismo, kiun la CCNE komencis desegni. Mi tuj alprenis ĉi tiun linion de bioetika pensado: hodiaŭ kiel hieraŭ, ĝi ŝajnas al mi esti la sola defendebla. Partiano ne de materiismo reduktanta ĉar reduktita, sed kontraŭe, de materiismo integra, al kiu nenio homa povas do resti fremda, mi ne povis aprobi ian ajn anticipan *non possumus* elparolitan nome de metafiziko. Sed kiel komunisto konvinkita pri la marksa koncepto de la homaro, kies kiom eble plej granda humanigo estas la sola memcelo de la historio, mi aliĝis plene al la postulo de maksimuma atentemo kontraŭ io, kio povus minaci per nova fremdiĝo la personon kaj la homan specion, speciale kontraŭ tiu ĉi varigado, kiun la katastrofa logiko de la privata profito, volante aŭdi nenion, inklinas disvastigi ĉien.

---

8 Fakte, la ekstreme modestaj kreditoj petitaj de la CCNE por entrepreni tiun konsultadon ne estis koncedita, ĉar la CCNE ne estis fondita por fariĝi spegulo de la publika opinio … Do ni estis senigitaj je studaĵo de ĉefa intereso per si mem, baza mezurilo rilate al kiu postaj konsultoj povus taksi la konsciiĝojn de la civila socio, kaj tiel akiri plej valoran indikon por longtempa demokratia klopodo. Mi pli poste rigardos denove tion, kio en mia opinio malkaŝas ĉi naŭzan nekapablon de la politika potenco kapti tian ŝancon.

9 En la mezuro laŭ kiu la sperto ŝajnas montri, ke taŭga leĝaro povas antaŭmalhelpi tiajn misuzojn, ni povas redemandi, ĉu la principo de gravedeco favore al aliulo ne estas en si mem etike akceptebla. Tio ekzemple kondukas aŭtorojn kiel Geneviève Delaisi-Parseval kaj Valérie Depadt Sebag peti nuligon de la artikolo, kiu malpermesas ĝin, en la franca leĝo de Julio 1994 (Vd *Les Cahiers du CCNE* n-ro 46, Januaro-Marto 2006).

Historia - kultura koncepto de la persono

Sed tia originaleco de konduto ŝajnis al mi postuli la esploradon de teoriaj teritorioj ankoraŭ malofte vizitataj. Ĉar ju pli ni progresis, des pli mi venis al konstato: tio respondeca progresismo ne havis la koncepton de la persono kiun ĝi meritis. Unue, rilate al la konformista retoriko pri la persono en ties "neforcedebla digno", la kontakto kun kuracistoj parolantaj sufiĉe libere estis ege edifa por la filozofo, la plimulto – inklusive de la kredantoj – evidentigis tre kaŭstikan metodan materiismon. Oni tuj vidis ĝin pri la embrio. Ĉu ni devus konsideri ĝin kiel "potencialan personon" tuj ekde la momento de ĝia koncipiĝo? Sed kiun sencon tio povas havi el biologia vidpunkto? Ĉu eblas konsideri kiel persono estaĵon, kiu ĝis ĝia tria semajno ne prezentas eĉ tian neŭran sulkon de kiu formiĝos tio, kio igos, ne antaŭ la sepa monato, centra nervo-sistemo vere funkcia? Ĉu oni povas *konsideri* persono estaĵon kiu, ĝis la dek-kvara tago, povas dividiĝi en du ĝemelojn? Kaj kion signifas "ekde la momento de koncipiĝo", kiam ni scias ke la penetrado de spermo en la ovulo kaj la rezultanta unuiĝo inter la kromosomoj de la du gametoj estas procezo dum unu plena tago kaj okazanta en fazoj?Ekde kiam inter kolegoj estiĝis rilatoj de konfido, la paroloj fluis libere en la koridoroj dum paŭzoj: "Ĉu vi demandis al vi, kion oni faras en la akuŝaj sekcioj per la produktoj de abortigoj aŭ de abortoj? Ĉu vi iam vidis en kiajn rubujojn falas tiuj "potencialaj personoj?" Tio evidentigis teruran rampantan malamikon de la etiko: la duoblan lingvon.[10]

Sed la realismo de la lingvaĵo de vero povis esti, kun kvieta konscienco, akompanata de tute alia malamiko de la etiko: la cinikismo. Kiam kuracisto de Amiens, kiu tiam havis sian momenton de famo, diris, ke pacientoj en konstanta vegetativa stato estas "preskaŭ perfektaj interaj homaj modeloj inter homo kaj besto", per kiuj oni povas libere eksperimenti,[11] tio elmontris, kion neakcepteblan povis konsili tia materiismo, kiu reduktas la homon al biologia organismo. Kontraŭ la ŝokaj okulŝirmiloj de tia sinteno forte rezultis la postulo reakiri tion, kio, preter ajna aĵeco, konsistigas la specifecon de la homa persono. Kompreneble, ĉi tie proponiĝas la religia opcio. La kredantoj, kiuj sidas en la Komitato, bone komprenis ke, se ni devus alveni al interkonsento pri dosieroj, tiam nur en laikaj terminoj. Do, iliaj intervenoj kutime apartenis al humanisma

10 Ekde tiam, en tiu delikata temo, ia hospitala praktiko evoluis.

11 Kp la avizon de la CCNE datitan de la 24-a de Februaro 1986.

ekumenismo, kun kio la radikala ateisto, kiu mi estas, povis troviĝi pli ol unufoje konsenta. Tamen, ĉar restis nepensita la teoria koncepto de persono kapabla rajtigi la praktikan interkonsenton, pri kia interkonsento, en plena senso, envere povis temi? Cetere se ni provus sen antaŭjuĝo ekzameni la reprezenton de la persono ordinare subkuŝanta sub la religia sinteno, kiel ne vidi la nuligajn profanajn objĵetojn, kiujn ĝi estigas? Ekzemple pri la statuso de la embrio: kiel agordi la sanktigantan tezon, ke li estas vera persono ekde la momento de la koncipiĝo, kun la fakto, ke almenaŭ du el tri embrioj koncipitaj eliminiĝas per si mem ekde la komenco de gravedeco, speciale pro misformiĝoj?[12] Kontraŭdiro vere detrua. Krom tio la doktrinoj mem estis suficĉe malkoheraj. Ekzemple ke la katolika ĉefaŭtoritato antaŭ nelonge decidis, ke la animo estas rekte enblovita de Dio en la koncipaton ekde ties formiĝo, tiu ĉi decido − unu okazaĵo ne fariĝas kutimo − kontraŭis la opinion de Tomaso de Akvino, laŭ kiu tiu enblovado okazas nur kvardek tagojn post la koncipo, se ĝi estas knabo, sesdek tagojn, se ĝi estas knabino[13] … Mi malkovris, dum miaj legadoj kaj konversacioj, ke en tiu kampo pli ol unu katolika teologo iom malproksimiĝis de la ĉefaŭtoritato. Evidente la postulata interkonsenta koncepto ne estis trovebla ĉe tia ontologiigo de la persono − fakte tre malcerta en ĝia dogmeca sinteno.

La juristo siavice proponis sian solvon. Solvon laikan, ĉar por publika uzo, kaj principe liberan de la malfacilaĵoj de ajna ontologiigo, ĉar ĝi rigardas la personon kiel leĝan fikcion. Ĝi estis des pli tenta, ke la jura kulturo ŝajnas en multaj kazoj esti proksima de etika diskuto, eĉ faciligi por ĝi la vojon. Tamen, post sperto, ĝi estas esence ne adekvata solvo, pro kialo iel simetria al tiu, kiu igas la antaŭan solvon maltaŭga: kvankam ĝi tute ne estas fantazia ontologiigo de la persono, ĝia referenco al ia pure idea formo kondukus la etikon al neakceptebla redukto. Certe, la juristo kritikas miskomprenon: kvalifiki la personon kiel *fikcion* ne estas ĝia redukto al nura *konvencio*. Se fikcio esence estas decida, tio ne signifas, ke ĝi estas nepre arbitra: ni povas doni fortajn argumentojn. Tamen tio ne respondas al la ĉefa demando. Se la persono ne havas pli da

12 Proksimuma elcentaĵo pro manko de realaj studaĵoj, sed kies alta nivelo − tre malmulte malkaŝita por kialoj diveneblaj – ne estas kontestebla, kiel montris al mi kompetentaj kolegoj de la CCNE.

13 Pri tiaj temoj vidu, krom aliajn, la sciencajn laborojn de Philippe Caspar, Penser l'embryon [“Pensi la ebrion”], Editions Universitaires, Parizo, 1991.

firmeco ol juran fikcion, oni certe devas agi *konforme al* tio, kion tiu juro esprimas, sed la vera moralo, kiu agas *konscience* − necesas mediti Kantion pri ĉi tiu decide grava punkto −, absolute ne kontentiĝas per tio: ĝia principo estas ne obeado al la fakteco de eksteraj ordonoj, sed interna jesado al senkondiĉaj valoroj. Jen kial ĝi nepre implicas la universalecon de la devo, sen kio ĝi malaltigus la moralon al la nivelo de kutimo, dum mencii la juron estas plej ofte diri: "Vero ĉi-flanke de Pireneoj, eraro aliflanke". Kaj ankaŭ pro tio la moralo trovas en si mem sufiĉan volforton por esti *kapabla inventi*, eĉ kontraŭ la aktuala stato de la leĝa korpuso − kapablo decida por bioetiko, kies tuta tasko estas pionire esplori teritoriojn, kie la juro ankoraŭ silentas. Sed por povi elpensi manierojn de respondeca progresismo, ĝi devas povi en ĉiu momento orientiĝi laŭ konvinka koncepto de la homa persono kaj de la postuloj de ties respekto, koncepto, pri kiu neniu serioze povis pretendi ke li ĝin posedas.

Tiel ŝajnis esti la problemo en ĝia filozofia dimensio: kiel la homa persono povas esti nek vera substanco − fizika aŭ metafizika −, nek pura fikcio − leĝa aŭ gramatika? Sed tiu ŝajna "kvadratigo de cirklo" havis nenion konfuzan por tiu, kiu profunde nutriĝis per Markso. Ĉar la kritika marksa pensado, kiu centre tuŝas la grandan demandon "Kio estas la homo?", malfermas la vojon por la respondo same konkrete funkcianta kiel teorie originala, kies signifo montreblas per koncizaj indikoj: "La homo estas la homa mondo"[14], "la homa esenco ne estas abstraktaĵo imanenta en ĉiu individuo prenita aparte. En sia efektiva realo, ĝi estas la tutaĵo de la sociaj rilatoj[15]" − kaj ankaŭ tio: la valoro estas "sensebla realaĵo supersensa"[16]. Mi ne detale prezentos ĉi tie, kiel tiuj vidmanieroj povas sugesti koncepton same konvinkan kiel tute novan de la homa persono: tio estas la tuta temo de la longa teksto, kiu sekvas.[17] Koncize

14 Karlo Markso: Kontribuaĵo al la kritiko de la hegela jurfilozofio. Enkonduko. (MAS-libro n-ro 44), p. 6. -vl

15 El la sesa Fojerbaĥ-tezo, en: Karlo Markso: Tezoj pri Fojerbaĥo, en: MAS-libro n-ro 245, p. 8, kie la tuta paragrafo tekstas: "Fojerbaĥo dissolvas la religian estulon en la homan estulon. Sed la homa estulo ne estas abstraktaĵo ene de la unuopa individuo. En sia realo ĝi estas la tutaĵo de la sociaj rilatoj." -vl

16 Vd Karlo Markso: La kapitalo, vol. 1 (MAS-libro n-ro 166), p. 88. -vl

17 Kaj pli profunde, en la dua volumo *"L'Homme?"*, La Dispute, 2008, de mia libro en kvar volumoj "Penser avec Marx aujourd'hui" ["Pensi kun Markso hodiaŭ"] − kies unua, "Marx et nous" [*"Markso kaj ni"]*, aperis ĉe la

mi simple diras, ke ĝi rigardas la personon kiel *realaĵon*, sed realaĵon esence *histori-socian* – specife: realaĵon civilizatan – aktive internigitan de ĉiuj en diversaj gradoj, do redukteblan nek al la substanco nek al la fikcio nek eĉ al la sola interhoma rilato, ĉar ĝi havas kiel bazon ege disverŝiĝantan relative al ĉiu individuo, tion kion mi nomas: *la ordo de la persono*, tutaĵon de praktikoj, de institucioj kaj de reprezentoj nedisigeble objektivan kaj subjektivan, tutaĵon de historia evoluo.

Ke tia koncepto povu juste proponiĝi al respondeca biomedicina progresismo, tio kontroleblas, escepte de eraro, per pluraj testaj demandoj. Unue ĉi tiu: kiel laika koncepto, kies ellaborado efektive ŝuldiĝas al la marksa pensado, sed kies akcepto implicas nenian aliĝon al vidmaniero rigardebla kiel partia, ĝi asignas pure laikan sencon al la *transcendeco* – aŭ se oni preferas: la eminentego – de la valoro de la persono kompare kun la biologia donitaĵo same kiel kun la jura konstruaĵo, laika transcendeco fondinto, sen ia ajn sanktigado, de la devo respekti la personon.

Due: kiel koncepto esence historia-socia, sed kiu tuj leviĝas de la ordo sociologia al la aksiologia [“valoristika”] pro tio ke ĝi lokas la realan bazon de la individuo en ordon de valoroj, ĝi estas tute akceptema por la kultura diverseco de formoj, en kiuj manifestiĝas homa respekto, sed ĝi registras ĝin en la konkrete universalisman perspektivon de senlima personigo. Kaj ĉefe: Per tio, ke ĝi kondukas la spekulativajn reprezentojn de la persono en la ĉiutagajn realaĵojn, el kiuj lia reala mondo konsistas, tiu koncepto igas nin kompreni pli bone ol ia ajn alia ke, sen ajna retoriko, ni ĉiuj estas pri ĝi respondaj. Se la etika persono dependus de metafizika substanco aŭ de jura fikcio, ĝi do ne dependus de la komuneco de la mortemuloj kaj ĝia sorto estus ludata tre super iliaj kapoj – vizioj civitisme malinstigaj. Se male la etika persono estas la rezultanto, por pli bona aŭ pli malbona, de senĉesa civilizanta agado, tiam evidentas, ke ĝia destino estas implikita en ĉiu el miaj agadoj – aŭ neagadoj – kiu pro ia kialo tuŝas ĝin: ĉu mi restos pasiva vidalvide al la sociaj diskriminacioj de ĉiu tipo aŭ al la varigado de la homa korpo, ĉu mi partoprenos en solidarecaj iniciatoj aŭ en libervola donaco de sango, kaj en mil aliaj aferoj similaj? Tiu punkto ŝajnas al mi havi gigantajn

---

eldonejo *La Dispute* en 2004.

sekvojn por la bioetiko kaj ĝia organizado – mi tuj revenos al ĝi. Tie estas grava akcento de la malsama voĉo, kiun tiu ĉi libro volas aŭdigi.

Radikala malamikeco al la financiĝado de la biomedicino

Sed se la historia-kultura koncepto de la persono, kiun mi atingis, estis la plej rekta stimulo por civitema vidpunkto de la etiko, tio ne sufiĉis por diri, en kiuj direktoj necesis precipe atenti. En la fruaj opini-interŝanĝoj en la CCNE temis pri multaj danĝeroj, diversaj laŭ la dosieroj kaj kontraŭdiraj laŭ la vidpunktoj. Oni aŭdis akuzi la malhumanecon de la "”technoscienco” la kuron al grandfaro de la biokuracisto, la malrespondecon de la amaskomunikiloj, la soifegon je novaj “rajtoj al …”, la fantazion pri la perfekta infano, la difinon de la sano fare de la MOS, kaj multajn pliajn aferojn. Sed kiam ni provis iri iom pli en la fundon, pli kaj pli ofte revenis temo, de kiu la eminentuloj de la Komitato, kun personaj atestoj, rivelis la transversan gravecon: la monon. La etiko, ripetis senlace profesoro Jean Bernard, ne havas pli grandan malamikon ol la monon.[18] Kaj lia longa medicina sperto permesis al li ilustri en multaj okazoj lian diron en tre edifa maniero. Se estis ia demando, kiun oni devas ĉiam konsideri, vere estis tiu. Do pri anstataŭaj patrinoj: ne estis duba, ke ĉe la fonto de tiu praktiko estis spontaj iniciatoj gvidataj de grandanimeco. Kio do, laŭ ĉia probablo, ŝanĝis ĝin en ekspluadon de senmonaj virinoj, akompanatan de juraj kaj policaj nebrideblaj komplikaĵoj? Ĝia tro antaŭvidebla alproprigado fare de organizaĵoj kaŝe aŭ malkaŝe profitemaj – kaj tio fakte okazis.

Kio devis esti zorgeme konsiderata, kiam ni devis esprimi nin pri tiel sentemaj temoj kiel la disvolviĝo de MHG[19] aŭ la aktiva eŭtanazio, la statuso de produktoj el sango aŭ la postmenopaŭza gravedeco?[20]

---

18 Vidu ekzemple tiurilate lian libron *De la biologie à l'éthique* [*De biologio al etiko*], Buchet-Chastel, 1990, p. 247sj.

19 Medicina Helpo al Generado.

20 Unu afero tiukampe estas la ebleco por junaj virinoj kun frua menopaŭzo ankoraŭ havi infanojn; tute alia afero, pri kiu itala kuracisto mem specialiĝis,

La multfaceta interveno de individuaj aŭ kolektivaj moninteresoj kapablas perversigi la plej honestajn motivojn kaj la plej justajn dispoziciojn. Se ekzistas vere elstara karakteriza trajto de tio, kion mi pli frue nomis "bioetiko laŭ franca maniero", tia kia ĝi estis disvolvita kaj disvastigata de la CCNE, vere estas tiu ĉi: la senkompromiseco kontraŭ ĉia spirito de lukro en scienca esplorado, kontraŭ ĉia aĉeteblo de la biomedicino, kontraŭ ĉia varigado de la homa korpo. Konsiderinda parto de la avizoj eldonitaj de la Komitato sekvas tiun ĉi fundamentan orientiĝon, kiu estas tiel malsama de tio, kion ni normale renkontas en la anglalingva bioetiko kaj de utilisma kulturo, kaj ĝi estas, laŭ mia opinio, forte pravigita. Ekzemple, mi ne tuj vidis, kial kontraŭstari la rekompencon de sana volontulo taŭga por biomedicina eksperimentado. Sed Jean Dausset, kies gravegaj verkoj pri la imuna sistemo HLA estis plene faritaj per esploroj sur si mem kaj sur sia volontula personaro, ebligis tute klare kompreni ĝin. Pagi volontulojn, kiel faras grandaj privataj farmacikompanioj, signifas eksperimenti sur homo uzata kiel kobajo, kiu referencas al strategio de esplorado ĉefe orientita al kostefika alĝustigo de profitigaj produktoj, kaj okaze tute sen etikaj duboj pri la metodoj.[21] Kontraŭe, rifuzi pagi signifas devontigi sin motivi la volontulon, por ke li faru sin partoprenanto, memkonscia, pri scienca esplorado, kiu estas praktikata ne sur homo, sed kun homo traktata kiel partnero, sinteno, kiu kongruas kun tute alia koncepto de la celoj kaj pli larĝe kun tute alia filozofio de la biomedicino. Tiel la etiko estas ne nur aldonaĵo de animo. Sed tempe de la reĝo mono, protekti tian linion de pensado ne eblis sen luktado, kaj sekve nek sen kuraĝo. Tion oni klare vidis, kiam, en 1991, brusela direktivo dekretis, ke produktoj el sango devas de nun esti traktataj kiel medikamentoj, do kiel vendaj produktoj − pozicio apogata de niaj tiamaj regantoj −; ĝi trafis rekte en la koron la bioetiko "laŭ

estas ĝin ebligi al sesdekjarulinoj ne malkvietaj pri la interesoj de la naskota infano. En ia kunveno de la CCNE, kie tiu aspekto de la afero estis ekzamenata, elstara infankuracisto, apud kiu mi sidis, diris en mian orelon: "Kaj ĉu vi scias, ke naŭ el dek fojoj tio okazas pro heredaĵaj kialoj?"

21 Kiam, demandite de mi en Moskvo en 1992, kuracisto okupiĝanta pri bioetiko klarigis, ke usonaj farmaciaj trustoj antaŭ nelonge venis kun malgranda dolarĉeko en hospitaloj de Moskvo por eksperimenti sur pacientoj, informante ilin en la plej supraĵa maniero kaj sen ajna mencio de riskoj, dirante, "Ni tuj provos sur vi novajn medikamentojn" − kaj aldonis mia interparolanto ĉagrenite, "la pacientoj estas tre feliĉaj" …

franca maniero". La CCNE tiam havis la aŭdacon doni publikan avizon, kiu fronte kontraŭis la direktivon kun fortaj argumentoj.[22] Ĝia preskaŭ tuja rezulto estis la ne-renovigo de la mandato de la respektata kuracisto, kiu skribis la raporton. Baldaŭ poste, la prezidanto mem de la CCNE estis anstataŭigita. Do montriĝas, ke la etiko ne estas nuraj paroloj.[22] Sed kvankam mi konsentis kun la kontraŭstara atento de la CCNE al ajna varigado de la homo, la logiko de tiu atentemo ŝajnis al mi meriti decide etendi ĝin ĝis la fonto de tiu procezo. Ke la bioetiko kaj la franca leĝo devas kontraŭmeti al la multnombraj pretendoj de aĉetebleco la fundamentan principon de ne-aĉetebleco de la homa korpo[24] estis tre bona, sed ĉu ne multe pli necesis demandi sin kaj provi agi ĉe la fonto mem de tiu premado sencese pli aŭdaca al varigado de la homo, se oni ne volis iom post iom droni en ĝi? Ĉi-rilate, unu afero okulfrapas konanton de *La kapitalo*[24] de Markso: la etika atentemo ne povis progresi plu sen la decida helpo de la ekonomia kritiko. Se en la fundo de tiom da aferoj oni alfrontis la danĝeron de profitodona aĵigo de la homo sen ia ajn regulo, ĉu tio ne okazis finfine ĉar la biomedicino mem, same kiel ĉiuj sociaj aktivecoj, dum ĉi tiu granda novliberala ofensivo, eniris la orbiton de la universala financiĝado kiel unu el tiuj *branĉoj de privataj negocoj*, kie la obsedo je rapida plej alta profitkvoto estas la plej supra principo de gvidado? La bioetiko ne povis plenumi sian paŝon home esencan sen doni al ĝi ĝian tutan ekonomian kaj politikan dimension. Sed ĉi tie – la longa animado de penso-grupo de la CCNE pri "Etiko kaj mono" kune kun la prezidinto de granda farmacia kompanio lasis al mi sen surprizo nenian dubon pri tio – ni rapide tuŝis la limon de ebla interkonsento.

---

22 Raporto de la 2-a de Decembro 1991 titolita "Transfuzo de sango kaj ne-komercigo de la homa korpo".

22 La Ministro pri Sano tiam en ofico estis Bernard Kouchner.

24 Laŭ tiu principo, la homa korpo ne estas ekster ia uzo (oni povas, en la formoj postulataj, donaci organon aŭ kulturi ĉelojn), sed ekster komerco – ĉiu ajn paga kontrakto estas en tiu senco jure nula. La ne-aĉetebleco do eksplicite inkludas la eblon disponi pri sia korpo por donaco, kio povus ŝajnigi, ke ĝi nuligas la pli antaŭe elvokitan principon de nedisponeblo de la homa korpo.

24 Karlo Markso: La kapitalo. En Esperanto ekzistas: Vol. 1, "La produktadprocezo de la kapitalo". Elgermanigita de Vilhelmo Lutermano,. (MAS-libro n-ro 166); vd librofine la bibliografion de Esperantaj eldonoj de ĉi tie menciitaj libroj, sub la MAS-numero – ĉi tie: MAS-166). -vl

Krome mi kun sufero konstatis, kiom malmulte, pri ekonomiko, la kritika kulturo estis disvastiĝinta ĝenerale inter la eminentaj membroj de la CCNE. Sed mi ankaŭ malkovris, kiom malmulte la marksisma ekonomiko estis influinta tiun vastan temon de la financismigo de la biomedicino. Do, ankaŭ iom soleca pri tiu temo, mi devis, sentima metiisto, provi per mi mem kaj por mi mem, tra multaj diversaj legaĵoj, maturigi mian koncepton de la afero.[26] Nu, studante la aferon en ĉiuj direktoj, oni malkovris sub la ŝajnigoj abunde amasigitaj de la reganta ideologio, kiel la pli kaj pli ĉeesta kriterio de la profitkvoto estis la rekta fonto de multaj publikaj deficitoj,[26] de misfaroj pri sano kaj de civilizaciaj malprogresoj. Indignige, inter multaj aliaj, estis en la okdekaj jaroj la ekzemplo de la internacia dramo de infektado de transfuzatoj per la VIH-viruso. Francio, kun ĝia meĥanismo de publika transfuzado, principe sen rilato kun la leĝo de la profito, kie oni tamen estis ne malpli tuŝita ol multaj landoj sub privata profit-sistemo, oni ĉie aŭdis diri, ke la tragedio havas nenion komunan kun mono. Nu, la studado de la dosiero male montris, ke la kreskanta orientiĝo de la CNTS[26] al kriterioj de profitigo malaj al ĝia alvokiĝo, rekte estis subtenintaj la katastrofajn praktikojn, kiel la miksadon de grandaj kvantoj de sango aŭ kolektadon de serumo en malliberejoj. Kaj ju pli ni etendis la kampon de esplorado, des pli ni konstatis, kiom la obsedo je plej alta profitigo de la antaŭapagitaj kapitaloj, zorgo esence mala al tiu de la entuta socia

---

26 Ni vidos ĉi tian filozofion en ago poste en la teksto “Sano, etiko kaj financ(ad)o”, kaj multe disvolvite en la tria ĉapitro, titolita “La problemoj de mono”, de mia libro “Por kritiko de bioetika racio”, Odile Jacob, 1994.

26 Ĉu oni scias, ke hodiaŭ farmaciaj kompanioj surmerkatigis medikamentojn taŭgajn por gravaj malsanoj je prezoj tiaj, ke la skatolo de ampoloj aŭ de tablojdoj povas kosti plurajn mil eŭrojn? La anoncisto de televida gazeto, kiu donis tiun informon (France2, 16-an de Januaro 2006) aldonis: “La san-instancoj sendiskute akceptas tiajn eksterordinarajn postulojn’”. Strange, neniam estas mencio pri tiaj aferoj en la ripetiĝema retoriko pri la deficito de la socia sekureco.

26 La Nacia Centro pri Sango-transfuzo, de tiam anstataŭita de aliaj strukturoj. Okazas ke, malmulte antaŭ la amaskomunikila eksplodo de la skandalo, ni estis aŭdintaj en la CCNE la plej altnivelan responsulon de la CNTS, kaj ni eltrovis kun ia konsterno, kiel la logiko de financa profitigo jam eniris en la kulturon de tiu publika institucio.

efikogrado,[26] estis ĉe la koro de la plej alarmaj strategioj, ekde la preskaŭ sistema indiferenteco al aktivecoj de antaŭmalhelpo aŭ al la sansistemaj dramoj en la plej malriĉaj landoj pro ne-profitigo, ĝis la inflacio de ege nerespondecaj strategioj – sed tre profitodonaj –, kiel la investado en la merkato de genetikaj testoj pri seriozaj malsanoj, por kiuj ne ekzistas terapio, aŭ la multigo de patentoj pri la homa korpo por plivalorigi borsajn akciojn. Kaj, por kroni la tuton, la devojigo de la biomedicino en branĉon de profitigaj negocoj komencis profunde tuŝi la elprovitan sistemon de produktado, de kontrolado kaj de uzado de la konoj: interkonsentojn, diskrete establitaj inter bioteĥnologiaj industrioj, teamoj de esplorado kaj influaj amasinformiloj, kutimigas nin pli kaj pli vivi laŭ la ritmo de la nekontrolataj sensacioj, de la vendaj manipuladoj kaj de la ripetantaj skandaloj. Ĝi estas tiu tutmonda epidemio, kiu venis al lumo fine de 2005 en la honto de la Hwang-afero. Pli ol iam ajn mi do persistas kaj subskribas: Nun la unua senkondiĉa imperativo de la respekto al ĉia homo kaj al la tuta homo estas la radikala opozicio al tiu konstanta ekster-las-ig-ito de la bioetika literaturo: la finacismigado de la biomedicino.

26 La strategioj de la privata kapitalo estas bone resumitaj en la tre konata maksimo: privatigi la gajnojn kaj sociigi la perdojn. Do la profitigo de la kapitalo sisteme havas kiel kontraŭan flankon elspezojn kaj eĉ pli kaj pli gigantajn fuŝaĵojn truditajn al la komunumo sen ajna demokratia diskuto. En tiuj kondiĉoj laŭdi la "efikecon" de la sistemo estas klara lingva misuzo.

La fundamenta postulo de vera bioetika demokratio

Mirige, la tri gravaj trajtoj de ĉi tiu linio de pensado konverĝas al kvara, kiu ĝin sintezas: la postulo de vera bioetika demokratio. Ĉu respondeca progresismo? Ĝi fariĝas necesa kontraŭ senprecedenca akceliĝo de la biomedicinaj progresoj, plej promesplenaj sed subtenataj de profit-logiko, kiu inversigas multajn promesojn en minacojn, kontraŭ kiuj neniu povas kredi sin aŭ la siajn ŝirmitajn: ni devas – mi devas – mem juĝi kaj agi, kiam la demando, kiu ĉiam pli kaj pli trudiĝas, estas: kia homaro ni volas esti? Ĉu historia-kultura koncepto de la persono? Pli bone ol alia, laŭ mia opinio, tia koncepto de la persono fondas, laike, la universalan devon de homa respekto, sen submetiĝi al la postulatoj de sanktiga ontologiigo nek inverse malfermi itineron al la senkuraĝiga relativismo, ĉar ĝi permesas al ni vidi la senlacan konstruiston de universala ordo de la persono: tiu civilizada agado, pri kiu ni, ĉiuj kaj ĉiu el ni, ĉiutage estas respondecaj. Ĉu radikala malamikeco al la financismigo de la biomedicino? Jes, ĉar ni devas aŭdaci nomi, trans la eŭfemismoj de la etike-dirkorekto, tion, kio komencis degeneri en la regno de la biomedicino kaj, trans la trompado de la reganta gurdado, eldiri ĉi tiujn evidentaĵon: la ĝenerala mastrumado de la homaj aferoj fare de la ducifera profitkvoto ne estas netuŝebla leĝo de la historio, kondiĉe ke ni kune ekinventas novajn estontecojn surbaze de iliaj multnombraj antaŭkondiĉoj jam nun ekzistantaj. Ĉiuflanke, la orientiĝo de pensado, kiun mi priskribas, tiel resendas nin al ni mem, al niaj ekkonscioj kaj al nia konscienco de respondeco – do al demokratio en agoj. Tio preskaŭ levas la demandon, praktike decidan, pri la maniero laŭ kiu la bioetika aktiveco organiziĝas.

Ĉu ĝi estos konceptita kiel instanco, kiu devas desupre eldiri la bonajn elektojn por socio nepre nekompetenta aŭ prefere, inverse, zorgeme disvastigi la kapablojn per tio, ke la civitanoj alproprigas ilin kaj tiel pli kaj pli bone scipovos interveni en publikaj diskutoj kaj decidoj? En tiu dua senco, riĉa sperto estis de longe amasigita kun malmulta bruo de hospitalaj etik-komitatoj, kie kuracistoj kaj flega personaro strebas esplori la problemojn tra dialogo kun pacientoj kaj iliaj familioj, kun specialistoj kaj iliaj fakoj: Ĉi tie komencis jam ekzisti tio, kion mi nomis la francmaniera bioetiko. Ĉu la organizado en Parizo de nacia konsulta Komitato pri Etiko en 1983 – unu el la unuaj de tia speco

– ne riskis, pli aŭ malpli neeviteble, kontraŭstari tiun valoran orientiĝon? Tiu risto estis videnta. Kiel kreaĵo de la centra politika povo la CCNE ne dependis de ia ajn rekta demokratio. Kunmetita laŭ bontrovo de la ŝtatestro, de ministroj aŭ de grandaj institucioj, ĝi montris realan, sed limigitan plurismon. Destinita ĉefe por formuli avizojn pri aktoj de altaj decid-instancoj, ĝi ŝajnis esti destinita por tre limigita aŭtonomeco. Multaj aferoj povus redukti ĝin al nura rondeto de fakuloj diskutantaj konfidence en la koridoroj de la potenco – per aliaj vortoj devigi ĝin konfiski la bioetikon por la servo de la instancoj.

Tiu inklino ekzistis. Sed la forta originaleco de la CCNE, kaj sekve ĝia rapide gajnita kredindo, estis ĉefe pro ĝia kapablo grandparte orientiĝi laŭ la mala direkto. Desegnita en la unuaj komencoj de la unua sepjara prezidanteco de François Mitterrand, en epoko kiam la reganta vento estis ankoraŭ forte maldekstra, la dekreto, kiu starigis ĝin, donis al ĝi realajn demokratiajn eblojn: statuson de sendependa instanco, devante respondi al neniu supera korto, karakteron nur konsultan, kapablan konservi ĝin ekster la logiko de la potenco, projekt-difinon kun la devo regule submeti siajn opiniojn al la publika debato … La pensmaniero de la plej multaj el ĝiaj membroj, kaj ĉefe de ĝiaj respondeculoj, faris la reston: anstataŭ rondeto de eminentuloj sugestante, en diplomatia stilo, tion, kio konvenis al la deciduloj, ĝi konsideris sin mem kiel asembleon de civitanoj plejparte hazarde kunmetitan, kiu serĉas, kiuj sinceraj interkonsentoj estis eblaj, kaj zorgis por ke la nacia komunumo pritaksu ilin. Pro tio la graveco, kiun ĝi atribuis al la ĉiujaraj Tagoj de Etiko, ŝanco de publika kaj kontraŭeca ekzamenado de ĝiaj laboraĵoj kaj metodoj; al la rilatoj kun la amaskomunikiloj – esperataj partneroj pri vera strebado al popola edukado; al la kontaktoj kaj interŝanĝoj kun diversaj aŭskultantaroj en Francio kaj eksterlande; al la sinsekva laboro kun mezlernejaj klasoj kaj kun iliaj instruistoj, malfermante eblajn manierojn por larĝa civitana implikiĝo en la bioetikan vivon … Inter ĉio, kio permesas paroli pri francmaniera bioetiko, tiu ĉi aparteco certe ne estas la plej malgranda. Ĝi estas centra en la koncepto kaj praktiko, kiujn mi alproprigis kaj kiujn la Bioetika Komisiono de la Komunista Partio, en ĝia malgranda skalo, volis realigi

Sed necesas diri la aferojn tute sincere: subtenata kun varia vigleco en la Komitato mem, tiu ĉi orientiĝo de ĝia laboro neniam vere estis plu tenata ĉe de tiuj, kiuj starigis la komitaton. Dum multaj jaroj la Komitato realigis sian aktivan volontulan laboron kun oficiala flata laŭdo kaj buĝeta ekstrema malabundo. Ekde la unuaj jaroj doni al ĝi la rimedojn por trejni la kompetenton kaj por kuraĝigi la iniciatemon de la civitanoj, tio evidente ne eniris la celojn de la gvidantaro. La rifuzo de ajna kredito en 1984 por opini-enketo pri la PMA senambugue esprimis tion: inter CCNE de fakula komitato ĉe la potenco aŭ asembleo de civitanoj laborantaj por reala bioetika demokratio, la decido estis farita. Oni povis feliĉi pri ĝia internacia famo, kiam ĝiaj avizoj estis laŭ la atendita direkto; sed kiam okazis ke ĝi esprimis sin en la kontraŭa direkto pri aferoj tiel gravegaj kiel la statuso de produktoj derivitaj el sango aŭ la ebleco patentigi genajn sekvencojn, oni krude alvokis ĝin al pli da deco. Tio klarigas ŝlosilan lecionon: la demando de vera demokratio bioetika ne estas akademia – same kiel ajna demando de reala demokratio hodiaŭ –, ĝi estas renversema. Ĉar la defio estas grandega, en epoko kiam la konstanta biomedicina revolucio trudas al ni decidojn pri homeco, kies solenecon ni nur komencas duone vidi: se multe da civitanoj komencas scii kaj voli interveni en siaj bioetikaj aferoj, kiel la ŝtatoj kaj la internaciaj pintkunvenoj povos daŭre decidi pri ĝi, ŝirmataj kontraŭ ia ajn rigardo, favore al sia propra elekto? Kiel la grandaj privataj interesoj povos tute trankvile fari siajn premgrupajn agadojn tiom necesajn por sia profitkvoto?[27] En tio, kio oni nomas "demokratiaj socioj", troviĝas gasto tute ne dezirata: la demokratio.

La historio de la CCNE ne ĉesis esti stampita de la streĉiĝoj inter ĉi tiuj du konceptoj de ĝia rolo: ĉu komitato de fakuloj aŭ kolektivo de civitanoj? Ĉu tiu dilemo, ne solvita dum jardekoj, ne povas finfine inkliniĝi favore al la unua opcio? La demando estis levita ekde la komenco kun vera kompreno de Jean Bernard. Li demandis, kio pravigas la kreon de ĝenerala nacia etik-komitato? La fakto, ke la esplorendaj temoj implicas sciencajn konojn kaj moralajn konsiderojn ankoraŭ ne plejparte akceptitajn. Li aldonis, ke ne necesas nacia etika komitato por klarigi al la homoj, ke ŝteli estas malbone. Starigo de institucio kiel la

27 En Bruselo estas 2600 fakasocioj kun oficejoj kaj proksimume 15 000 personoj, kiuj laboras en la kampo de premgrupado nome de transnaciaj kompanioj – do, pli ol unu premgrupistoj por du respondeculoj de la eŭropaj institucioj. Ni vidas, kiel la koncepto de "demokratia Eŭropo" estu komprenata.

CCNE ŝajnas taŭga pro la sola kialo, ke la plej multaj francoj ne estas sufiĉe edukitaj pri biomedicina esplorado kaj pri la problemoj, kiun ĝi levas, por esti bonaj juĝistoj. Sed instrui ilin pri tio estas perfekte ebla, kaj cetere necesa. Tie devas stari la fundamenta rolo de nacia etik-komitato: tra la avizoj, kiujn ĝi eldonas, formi tiun publikan juĝkapablon, kiu faros ĝin senutila.

Alivorte, ĝenerala ŝtata komitato pri etiko ne povas esti alia ol nedaŭra; kiam ĝi estos plenuminta sian rolon, venos la tempo por malfondi ĝin; eternigi ĝin kontraŭstarus rekte al ĝia alvokiteco, ĉar tio signifus diri, ke la publika kolektivumo neniam fariĝos plenkreska tiurilate kaj ke ĝi bezonas konstantan kuratoron. Se necesas diskuti longtempe pri decidoj sur nacia nivelo, tiam tio estas la rolo de la asembleoj regule elektitaj, ne de ajna komitato nomumita: ĉu en lando, kiu alte taksas la universalan voĉdon-rajton, ni praktikos, per malkonfido je la kapablo de la civitano, bioetikon de monarĥia spirito? Oni kontraŭargumentas, ke la biomedicino ne ĉesas naski sciojn kaj tre novajn problemojn, kiel la problemon de klonado. Kiam tio okazas, tiam oni kreu laŭteman komisionon pri etiko por doni avizojn kaj instrui la publikon. Sed tute ne konvenas konfiski en daŭrema institucio respondecajn debatojn, kiujn la spirito de etiko mem emas universaligi. Argumentado, kiun sufiĉas unufoje aŭdi por konstante aliĝi al ĝi, almenaŭ se oni konsideras serioze *ĝis ĝia fino* la demokratian postulon.

Tamen mi diru tuj, ke mi estis unu el la tre malmultaj anoj de la CCNE, kiuj aktive alproprigis al si tiun argumentadon. Ĉar tio kompreneble inkludas la devigajn antaŭkondiĉojn: por sen damaĝo rezigni pri tia institucio, oni devas esti *vere* laborinta por klarigi kaj spertigi la publikan opinion, *vere* mobilizinta esploristojn pri la respekto de la integra homo, *vere* kutimiginta la amaskomunikilojn al la necesega rila plgoro … Kiam tio estis tro malmulte farita − pro manko de taŭgaj rimedoj, eĉ pli de politika volo − ĝis esti komune rigardata kiel malebla, la ideo fiksi ian finon al la mandato de la CCNE akcepteblis nur kiel afabla ĥimero. La internacia atento, kiun ĝi estas akirinta, havis gravan rolon en la tutmonda florado de naciaj komitatoj pri etiko, sed tio, kio estis konservita de ĝi, estas esence la nacia kompetento, ne la strukturplano de demokratiaj komisioj. La institucia strukturado de la bioetiko sur internacia nivelo − tiom kiom entute eblas alproksimigi tiun vastan temon sen maljusteco en iu frazo − estis evidente farita laŭ la modelo de konsilo de fakuloj ĉe la centra potenco. Eĉ la limigita plurismo de la sistemo de nomumado, kiu karakterizas la C.C.N.E.,[31] tie estas escepto: plej ofte la membroj de la naciaj komitatoj estas elektitaj nur de la ŝtat-estro, kiel en Germanio kaj Italio − en Britio, *privata* fondo transprenis tiun taskon …[31]. En Usono, la nomo mem de la nacia komitato diras ĉion: la Prezidanta Konsilio pri Bioetiko … Tiel la bioetiko estis substance kaptita de la regantaj rondoj kaj samtempe ĝi estis cirkaŭbarita de la premgrupoj de aferistaj medioj – kio ceere emfazas la simbolan kaj praktikan gravecon, kiun ili atribuas al ĝi. Mi pensas ke tio estas mal-trankviliga.

Eldonante ĉi libreton[32], mi helpus kontribui konvinki pri unu afero tiujn, kiuj ne malesperas pri estonteco, kie la vorto *demokratio* trovos ne senfortan sencon, revivigante la sencon de la vorto *digno*: la bioetiko estas definitive tro serioza por esti lasita al supozataj "bioetikuloj". Ni ne

---

31 La dekreto stariganta de la CCNE kondiĉis, ke el la tridek-kvin membroj ses estu nomumitaj de la Prezidanto de la Respubliko, dek kvin de diversaj ministroj (pri sano, justeco, sociaj aferoj, ktp), de la prezidantoj de la du elektitaj asembleoj kaj de grandaj institucioj de la ŝtato (ŝtat-konsilio, tribunalo de kasacio), dek kvin ankaŭ de grandaj publikaj institucioj de esplorado kaj de supera edukado (Akademio de Sciencoj, la Kolegio de Francio, Institut Pasteur, CNRS, INSERM, INRA …). Tiu diverseco de instancoj implikitaj en la konsistigo de la CCNE, kvankam ĝi havis la malavantaĝon ke ĝi malfaciligis respekti ĝeneralajn normojn − ekzemple, viran kaj inan egalecon − ĝi certigis ĝis certa punkto, ke la gravega plurismo de la kompetentoj kaj de la opinioj povu persisti trans la ŝanĝoj de la politika plimulto. Postaj ŝanĝoj de la terminoj de ĉi tiu dekreto ne ŝanĝis la princi-pon, kiu daŭre regas la konsiston de la CCNE. Oni vidas samtempe ke, per la strukturo, la notindaj forestantoj de tiu komitato estas la 'ordinaraj' civitanoj, kiuj antaŭ nelonge inventis la senpagecon de la sangdonaco …

31 Temas pri la Nuffield-Konsilio.

32 Mi tie kunigas, sekvante ne eldonitan studaĵon pri la centra demando de la homa persono, kvar artikolojn antaŭe aperintajn − unu kiu el la jaro 1987 sed kies kritika sinteno ŝajnas al mi ne esti perdinta sian trafecon, tri aliaj verkitaj pli freŝdate kaj kiuj diras pli pri la temoj, kiun tiu ĉi enkonduko koncize prezentis.

restu pasivaj fronte al tiuj, kiuj submetas la vivon al financ-merkato. Temas pri nia homeco.

Marto 2006

Kio estas la homa persono?

(Tiu ĉi estas la teksto de prelego de la 5-a de Oktobro 2005 al la lernantoj de la postabitura klaso de la liceo Lakanal de Sceaux, profunde reviziita en Januaro-Februaro 2006 por ĉi tiu publikigado.)

Eminenta juristo diris pri la 'digno de la homa persono', ke ĝi estas "plej konfuza el ĉiuj konceptoj", ia "abrakadabro kies liturgia multiĝo akompanas la dekreton de ajna leĝo por simbole fondi ties aŭtoritaton danke al la magia potenco de ĝia sankta formo"[33] Eĉ se oni taksas ke la aŭtoro iomete malmodere esprimis sin, necesas koncedi ke ĉefe ambigua estas tiu ideo de homa persono, kies digno estas proklamata – la etikaj problemoj en la aktualaĵoj senĉese evidentigas tion al ni. Unu ekzemplo sufiĉu. La psiĥanalizisto kaj psiĥiatro tro frue mortinta Tony Lainé antaŭ nelonge produktis en Francio rimarkindan televidan serion ĝenerale titolitan "Bebo estas persono". Nu, tre famaj figuroj de usona bioetiko kiel Tristram Engelhardt – aŭ Peter Singer[34] siaflanke kontraŭe asertas firme en siaj verkoj, ke homaj beboj ne estas personoj. Se du esprimadoj tiel kontraŭdiraj eblas, ĉu la vorto 'persono' povus ne esti loko de peza ambigueco? Tiu plureco de disaj sencoj de la koncerna koncepto, kiu okazigas detruajn efikojn en multaj skribaĵoj kaj debatoj kie ĝi ne estas regata, estas la temo de la pripensoj ĉi tie prezentataj, en la espero ke ili sugestos ian eliron por tia enigmo.

Por tuj marki la lokon, kie kuŝas la tuta ambigueco, ni demandu: Ĉu tiu homa persono, pri kiu ni parolas, enestas, laŭ ni, en la ordo de *fakto* aŭ en tiu de *valoro*? Ĉu ni intencas tiun korpan kaj psiĥan estaĵon, kiu sentas kaj komprenas, aŭ la moralan subjekton de rajtoj kaj devoj? Sendube, malakceptante la dilemon, ni tuj respondus: ambaŭ. En ia senso, tio estas nedubinda. Sed tie tuj komenciĝos niaj malfacilaĵoj. Ĉar samtempe, tiuj du signifoj estas en registroj esence neakordigeblaj,

---

33 Olivier Cayla, direktoro de studoj ĉe EHESS*, "Homa digno: la plej malneta el ĉiuj konceptoj", *Le Monde*, 31-an de Januaro 2003.

*) *École des Hautes Études en Sciences Sociales* (Altlernejo pri Socialaj Studoj). −vl

34 Aŭstrali-devena, Peter Singer estis universitatano kaj direktoro de homa bioetika centro en Melburno antaŭ ol fariĝi profesoro pri bioetiko ĉe Princeton en Usono.

tamen post atenta konsidero, la malfortoj de ĉiu el la du resendas neeviteble al la alia, kie, krome, ĝi estas siavice senvalidigita – logika-filozofia situacio kiu ŝlosas nin en strangan diablan cirklon. Por komenci, ni sekvu ĝin mense.

La persono. etika-jura fikcio

Kio estas la persono? Se ni pensas ke estas saĝa konsulti unue biologon, li tuj respondos, ke ne taŭgas demandi lin pri tiu problemo, ĉar pri tio kiu lin koncernas, en lia scienca laboro, sub la okulario de sia mikroskopo, li neniam rilatas al la *persono*. Li konas nur la *individuon*, ĉu en ties entuta konkreteco, ĉu en ĝiaj komponantoj – histoj, organoj, ĉeloj, molekuloj; li konkludas: la persono ne apartenas al biologiaj konceptoj; prefere konsultu la juriston kaj la moraliston. Mi ne inventas tiun paroladon: ĝi estas tiu, kiun mi senĉese aŭdis de la biologoj kiujn mi frekventis dum multaj jaroj en la Nacia Konsulta Etiko Komitato, ekzemple kiam stariĝis denove la demando: ĉu ni devas, aŭ ne, konsideri embrion kiel personon – kaj se jes, en kiu mezuro.

La juristo al kiu ni tiam turnas nin, tuj konfirmos al ni: la persono, pri kiu li profesie okupiĝas, situas trans ajna empiria fakto: li estas jura fikcio. Li estas persono en la senco ĉe kiu la verbo ‘esti’ ne priskribas, sed preskribas, subjekto kiu posedas rajtojn kaj devojn, kaj tia subjekto tute ne apartenas al la naturaj datumoj, sed al la historiaj institucioj. La jura persono tiom malmulte apartenas al ordo de la palpebla fakto ke, diras la juristo, ĝi *ignoras la korpon* ; cetere, tial la esprimo *”homa persono”*, male al tio, kion oni foje kredas, ne estas taŭtologio, ĉar ekzistas juraj personoj, personoj, kiuj ne estas homaj individuoj – entoj kiel la ŝtato, grupoj kiel ekzemple sindikatoj, kaj eĉ masoj de valoroj kiel fondaĵoj – personoj nomataj *moralaj* por diferenci ilin de naturaj [korpaj] personoj.

Tre rimarkinda: se de la juro ni turnas nin al unu el la plej gravaj tradicioj de la morala filozofio, ni renkontas tre similan lingvaĵon. Kantio skribas en sia *Metafiziko de moralaĵoj*, ke “la persono estas tiu subjekto, kies agoj estas al li imputeblaj”. Tio signifas, ke pri ili li povas esti rigardata ne kiel pasiva kaŭzo, sed kiel respondeca aganto, ĉar libera, kapabla agi sekve al moralaj reprezentadoj sendependaj de ajna sentema determino. En aliaj vortoj, diras Kantio, “la persono estas nenio alia ol la libereco de racia estaĵo”.[35] Kaj necesas kompreni ke tiu libereco ne konsidereblas kiel trajto empirie konstatebla en la homa individuo. Ne nur ĝi ne estas palpebla donitaĵo, sed, kiel ĝi manifestas la misteran potencon de la homa subjekto nekonformiĝi al la natura kaŭzeco en sia libervolaj agoj, Kantio ne hezitas diri, ke ĝi estas strikte nekomprenebla: ĉe la fino de sia *Fundamentoj de la Metafiziko de Moralaĵoj*, li iras ĝis deklari ke “estas vana ĉiu zorgo, ĉiu laboro por serĉi la klarigon pri ĝi”[365]. Libereco estas nur “ideo de la racio, kies objektiva realo estas en si mem dubinda”;[37] kaj se tamen necesas konsideri ĝin kiel efektivan, estas kaŭze ke, laŭ lia juĝo, ĝi estas postulato devigata de la praktika racio, ĉar se ne ekzistus libereco, ankaŭ ne povus ekzisti moralo.

Tiu montras ĝis kia punkto, en tia interpretado kiun mi mallonge prezentas ĉi tie, la persono kiel subjekto de valoro forestas kiel natura donitaĵo. Sed precize ĉar la persono transcendas la ordon de la natura kaŭzeco, kie ĉio estas *uzatebla*, ĝi povas postuli esti universale traktata kiel celo en si mem kaj neniam simple kiel instrumento − prerogativo kiu etendiĝas, emfazas Kantio, ĝis "ĉiuj raciaj estaĵoj ĝenerale"[38] – kaj sekve, laŭ lia eksplicita rimarko, al eventualaj raciaj loĝantoj sur aliaj loĝataj planedoj. Kaj, eĉ se tio malplaĉas al nia juristo, tute ne malpreciza estas la enhavo de la atribuado al la homa persono de ne negocebla *digno*. Kantio diras al ni kun perfekta precizeco kion kuŝas ĉi tie: "Tio, kio havas prezon, povas ankaŭ esti anstataŭigata per io alia kiel ekvivalenta;

---

35 Kant, Métaphysique des moeurs, dans Oeuvres philosophiques, Gallimard, La Pléiade, tome III, Paris, 1986, p. 457, 470 et475. [Kantio, *Metafiziko de moralaĵoj* en *Filozofiaj Verkoj*, Gallimard, La Pléiade, volumo III, Parizo, 1986, p. 457, 470 kaj 475.

36 Vd Oeuvres philosophiques, Gallimard, La Pléiade, tome II, Paris, 1985, p.334. (je conserve ici pour une part la traduction de Victor Delbos, Delagrave, 1952, p. 206 [Vd. *Filozofia Verkoj*, Gallimard, ’La Plejado”, volumo II, Parizo, 1985, p.334. (Tie mi parte retenas la tradukaĵon de Victor Delbos, Delagrave, 1952, p. 206.)]

37 Saml., p. 327.

38 Saml., p. 297.

kontraŭe tio, kio estas pli alta ol ia ajn prezo, kaj sekve ne akceptas ian ajn ekvivalenton, tio estas io kio havas dignon."[39] Rimarko de speciala graveco por la nuna tempo, kiam, en procezo de universala komercaĉado, sen fido nek moralo, de la servoj de sklavigata indonezia fraŭlino ĝis la vizaĝo de Picasso, ĉio senhonte estas prezentata al ni kiel alproprietiĝebla laŭ la *ius utendi et abutendi* [la rajto uzi kaj foruzi]. Esti agnoskita kiel persono estas do situi radikale trans iu ajn utilisma kalkulo kaj trans ia ajn komerca uzo, estas vidi sian liberan volon tute respektata. Kelkfoje misfamigita kiel eksmoda, la kantia pensado pri la moralo fakte estas la plej aktuala malvalidigo de tiu invada aĵigo de la homa estado, kiu nuntempe karakterizas pli ol iam antaŭe la kapitalisman ekonomion. Ĉu malklara koncepto, la digno? Ĝi estas tia nur se, pro manko de filozofia kulturo, oni imagas ke paroli pri *senpreza digno* apartenas al la kava bombasto, dum ja temas pri rigora koncepta determino.

Tamen tiu impona verklaborado stumblas super multaj defioj. Unue, kion pensi pri koncepto de la persono kiu, universala laŭ ĝia abstrakta enhavo, estas multe malpli tia, ambaŭ en la historia kaj geografia konkreta realo? En fama studo pri la ideo de persono, la sociologo Marcel Mauss ebligis vidi, tra la diverseco de ĝiaj fontoj kaj la kompleksec de ĝia nefinita genezo, la intimajn difektojn kaj la limigojn de ĝia figuro.[40] Sendube, lia koncepto de la persono ne estas ekskluzive moderna kaj nur 'okcidenta'; sed ĉu ĝi taŭgas por karakterizi homeran heroon, aŭ krucmilitan kompanianon de Petro Ia Ermito, aŭ nuntempe afrikan animiston aŭ kanakon malproksiman de nia maniero esti individuo inter familio, aŭ japanan ŝintoiston aŭ hindon edukitan por konsideri la metempsiĥozon evidenta? Paradokso: vidalvide al la ecaro, fakte tiel relativa kaj sekve tiel problema, de ĉi-tiu morale postulata universaleco, ĉu ne la biologio solvas ĉiujn dubojn pri la natura samidenteco de ĉiuj homoj, samidenteco entenata en la komunaj trajtoj de iliaj genaroj? Kaj se tia universalista abstraktado de la persono iusence aperas kiel nura kultura apartaĵo, tiam sekve neniiĝas la tuta senkondiĉeco de ĝia respekto: ĉu ĝi vere estas pli ol unu morala tradicio inter aliaj,[41] eĉ arbitra jura konvencio?

39 Saml., p. 301

40 Marcel Mauss, Sociologie et anthropologie, PUF, Parizo, 1991, p. 333-362.

41 Tiurilate ĉu ne estas miriga la kazo de Kantio mem? Formale universalista, li verdiktas, ekzemple, ke "la ina gento" ne rajtas juran personecon, ke la ribelo de popolo kontraŭ la suvereno kaj eĉ kontraŭ ties misuzoj estas nepra-

Por konservi, spite al ĉio, al la homa persono sanktecon, oni certe povas ĝin pendigi en agon de fido, esence supernaturan. Sed tiel ligi ĝin al ne universale akceptita pozicio de religio ne pli sendubigas la senkondiĉecon por ĉiuj de ties respekto, dum sanktigi ĝin kondukas al rigorismo kie la etiko tendencas inversiĝi kontraŭ sin mem.[42] Tio ne estas ĉio. Ĉar, eĉ supoze ke ni ankoraŭ pensas bone fondita tiun principan respondon universalistan al la demando: *kio* estas la persono?, la tuta problemo praktika – ekzemple vidalvide al la premantaj bioetikaj interpelacioj – tiam estas povi respondi al tiu alia demando: kaj *kiu* do estas persono? Sen respondo al tio ni ne povus scii ĉu al ĉi-tiu aŭ al tiu alia konkreta estaĵo – ekzemple la kvintaga homa embrio, nomata *blastocisto* – apartenas, laŭ iu mezuro, la digno de respektinda persono. Nu, la vidpunkto, kiun ni elektis, vere ŝajnas igi ĉi tiun duan demandon nesolvebla, ĉar pensi la personon precize signifus ignori ĉian ajn biopsiĥan konkretecon. Kiel do determini la kriteriojn por atribui nian respekton? Kaj tamen, la persono ne povas esti jura ento tiel abstrakta ke ĝi nek komenciĝas nek finiĝas en la tempo: por kiuj momentoj de la individua vivo laŭleĝe difini tiun komencon kaj tiun finon? Ĝi ne povas esti etika reprezentaĵo tiom ideala ke ignoras la pli kaj la malpli: ĉu la juro, ĉu la moralo diros al ni, kion ni povas rekoni kiel racion en la frenezulo, kiel liberecon en la aŭtismulo, kiel subjektecon en la komatulo – kaj homajn proprecojn en la embrio? Necesas kapitulaci: la persono estas valoro nur kiam ĝi valorigas realajn estulojn. Ekskludi el sia kampo la empirian realecon de tiuj realaj estaĵoj estas do ne nur dubinda, sed simple nepraktikebla. Tiel, neniu *persono de rajto* sen *persono de fakto*. Necesas refari la tutan analizon.

---

vigebla, ke la mortpuno estas neanstataŭigebla, kaj li iras ĝis pravigi infanmortigon de bastardo ĉar ĉi-tiu "*ne devintus ekzisti*" … (vidu *Metafiziko de moralaĵoj* v. c., p.534, 579-580, 587, 603 –605, 607-608.) Ke, al tiom pripensema menso, tiaj sintenoj eblis ŝajni kiel diktataj de la pura racio, ĉu tio ne evidentigas la fakton, ke ajna etika juĝo estas kulturhistorie kondiĉita?

42 Ekzemple en la senrezerva kondamno de abortigo, en la principa malamikeco kontraŭ la fekundigo *in vitro*, en la kategoria rifuzo de ajna eŭtanazia escepto, ktp – kie abstrakta sanktigado de abstrakta persono rekte kontraŭas la respekton de tiaj konkretaj homoj kiaj la virino en angora situacio, la nefekunda homparo, la senespera suferanto kiun neniu povas helpi.

La persono, bio-psiĥa realo

Ni komencis kun konvinko ja riska: la persono estas nekorpa. Nun ni komencu kun la mala evidento: la persono estus la karna estulo. De li, ne de fikcio, estis respektinda la digno. Kaj do necesas komenci per la homaj sciencoj. Ekzemple, ni volas etike zorgi pri la problemoj de medicina subteno al la generado aŭ pri la klonado nomata terapia? Unue ni lernu de la biomedicinisto, kiuj estas la kompleksegaj procezoj de la ontogeneza evoluo – de la zigoto, de la morulo, de la blastocisto, kaj de la ĝuste nomataj embrio kaj feto, kaptante ĉiujn specifecojn de tiuj sinsekvaj etapoj, aŭ kion signifas la diferenco inter totipotencialeco, multipotencialeco, ĉela pluripotencialeco[43] kaj tiel plu. Tiam la surprizo ĉe la plena komencanto estas, ke tiu tre kompleksa scio de la elementa realo ofte ebligas al ni pli progresi al la respekto ŝuldata al la reala homo ol tuta morkonforma literaturo pri lia eminenta digno.

Pri tio mi donos ekzemplon pri la esplorcelo pri klonado. Oftege estas rigardita kiel laŭdinda – eĉ kiel nepra necesa – ne la *reprodukta* celo (por fabriki embrion[44] translokante ĉelnukleon de la klonota individuo en ovociton kun la projekto atingi naskiĝon per neseksa vojo; ĝis nun, de tia fabrikado de homa estaĵo neniu demontris eĉ nur la eblon kaj eĉ malpli la akcepteblon), sed la *terapia* celo (limigi sin je la akiro de embriaj pra-ĉeloj[45] devenantaj de tia nuklea transŝovo (pro tio nomataj ETT- ĉeloj) kun la espero ke tiuj ETT-ĉeloj kun multnombraj kreskpotencialoj helpos por regeneri malsukcesantajn funkciojn kaj organojn. Tiu esplorcelo stumblas super multaj problemoj. Certe, oni ofte obĵetas, ke krei homajn

43 Oni trovos difinon de tiuj teĥnikaj terminoj, kaj de multaj aliaj, en la glosaro fine de la libro de la genetikisto Axel Kahn, direktoro de la Instituto Cochin, *La Sekreto de la salamandro*, Eldonoj Nil, Parizo, 2005.

44 Ni vidos sube, en kiu senco tie paroli pri 'embrio' povas esti rigardata kiel neĝusta.

45 Por la nocio de *praĉelo* en la diskutlisto de MAS estas proponitaj la alternativoj *stamĉelo, stemĉelo, radikĉelo, radikalĉelo, tigĉelo* kaj *fontĉelo,* el kiuj la vorto *fontĉelo* eble plej proksimas al *praĉelo* kaj ĝia nocio. Membro de la diskutejo *La-bona-lingvo* atentigis: "**Pra**ĉelo ja prave implicas, ke tia ĉelo povas esti la pragepatro de ĉiaj alispecaj ĉeloj". Interalie pro tiu argumento ni ĉi tie provizore decidis nomi ĝin praĉelo. -vl

embriojn kun la sola celo detrui ilin, estas almenaŭ malfacile akceptebla laŭ la etika vidpunkto; tamen al ĉi tiu kritiko la proponantoj de tiu metodo oponas, ke ETT-ĉeloj, devenaj ne de seksa fekundigo sed de ia stikado, ne estas konsidereblas kiel embrio – argumentado poste reekzamenda. Sekve, la komencanto ofte pretas aprobi tiujn perspektivojn de esploro. Tiam la bio-medicinistoj atentigas lin pri fakto kun etike peza konsekvenco.

Por akiri la deziratajn ĉelojn necesas, kiel ni jam diris, transloki ĉelnukleon de tiu speco en ovociton antaŭe sennukleigitan. Kaj kie trovi homajn ovocitojn? Evidente, en virinoj, kiuj konsentas ke ili estu elprenitaj de ili. Sed necesas konscii, ke la nombro de ovocitoj necesaj por atingi la kreon de ununura klonita embrio kreskokapabla estas tre alta – necesis 277 fiaskaj provoj antaŭ ol atingi la naskiĝon de la ŝafino Dolly en Julio 1996, kaj ĝis nun la progresoj de la teĥnologio ne draste ŝanĝis la donitaĵojn de la problemo – kaj ankaŭ necesas konscii, ke la kvanto de ovocitoj produktataj de virino dum ŝia vivo estas modesta kaj, ŝajne, samtempe limigita. Krome, tiu elpreno ne estas tute sendanĝera. Do, se oni povus iam esti tiamaniere kapabla trakti, eĉ nur parte, seriozajn malsanojn kiel diabeton, aŭ koran nesuficiencon, aŭ alchejmeran aŭ parkinsonan malsanojn, kiuj koncernas centojn da milionoj da homoj en la mondo, *miliardoj* de homaj ovocitoj estus necesaj.

Tiel oni povas kompreni, ke tiu ĉi biomedicina perspektivo, iasence ege tenta, ankaŭ promesus al ni, kun la situacio en la mondo tia kia ĝi estas, kreskadon de grandega merkato de homaj ovocitoj, simila al tiu, kiu jam ekzistas pri organoj, histoj kaj eĉ pri embrioj mem. Do okazus plia fremdiĝo de la virinoj kaj, ĝenerale, plia grava paŝo al la jam tiel peza aĉetebleco de la homa realaĵo, kies efikoj minacas fariĝi serioze malcivilizaj.[46] Tiu ekzemplo ŝajnas al mi tre konvinka pri la neceso de

46 Impresa estas la konfirmo kiun, en Decembro 2005, alportis al ĉi tiuj rimarkoj, faritaj antaŭ du monatoj, la afero Hwang Woo Suh, scienculo de Sud-Koreio, rigardita kiel kapo de monda klonado kaj, pro tio, kiel nacia heroo, sed fakte aŭtoro de unu el plej eksterordinaraj falsadoj de la historio de la sciencoj. La rimarkinde rapida kaj bela esploro farita de la koreaj universitataj instancoj montris, interalie, ke por ekhavi siajn dek unu idarojn de homaj embriaj ĉeloj, supozatajn sed fakte ne realigitaj, profesoro Hwang uzis almenaŭ 2000 ovocitojn akiritajn fare de li, sen ajna etika skrupulo, parte instigante junajn kunlaborantinojn, parte aĉetante ilin de bezonaj

antaŭa scienca alproksimiĝo: kiu etika rezonado povas esti sufiĉe forta, se ĝi baziĝas sur malforta informado pri la faktoj?

Do ni rigardos la personon kiel tiun faktan realaĵon, kiun ĉiu konas sen metafiziki kaj pri kiu pli detale instruas nin biologoj kaj psiĥologoj. Ĉu la moralo postulas lin libera? Tre bone, sed empirie parolante, kiu parolas pri libereco, tiu parolas pri konscienco. Ĉi tio religas nin al tiu malnova angla tradicio stampita de la verkoj de Locke, kie la persono difiniĝas per memkonscio. Tiel ni forlasis la nebulojn de la morala idealismo favore al la palpeblaj realaĵoj de la mezurebla utilo. Sed tiam vidu la nepran konsekvencon: ni estos rigardataj kiel persono nur proporcie al la memkonscio kiun ni evidentigas. Ĉu oni povas esti, en tuta malakordo kun la kantiaj kategoriaj imperativoj, *pli aŭ malpli* persono, do pli aŭ malpli indaj je respekto? El tiu ĉi nova vidpunkto, tio devas esti akceptata. Ĉu ne estas ankaŭ tio, kion sugestas la ordinara parolmaniero, kiam temas pri "granda persono", "persono de konfido" aŭ, tute male, pri "legomo"? La demando restas, ĉu la etika rigoro povas samniveliĝi kun la ordinara opinio. Ĉu ne ĝuste ĉi tie povas aperi danĝera malklareco? Se, traktante la personon kiel fakton tiom variaan kiom lia nivelo de konscio, ni akceptas rezigni la senrezervan tutecon de lia respekto, ĉu tiam ni ne jam suriras la vojon al la neakcepteblo?

Por ilustri mian diron, mi citos kelkajn opiniojn de la profesoro pri bioetiko ĉe Princeton, de kiu mi supre menciis la nomon, Peter Singer. Laŭ li, la homa bebo ne estas persono, pro la simpla kialo, ke "tiu ĉi ne povas percepti sin mem kiel ekzistantan en la tempo."[47] Laŭ li, kelkaj bestoj estas personoj, dum kelkaj homoj ne – ekzemple, la centraj handikapuloj.[48] Tiel ni ne hezitu, laŭ li, diri: "La ideo, ke la vivo de ĉiuj estaĵoj havas la saman valoron, ŝajnas baziĝi sur tre malfortaj fundamentoj". Ni povas "hierarĥiigi la valorojn de la malsamaj vivoj".[49] Pro tio ekzemple li ne konsideras taŭga "plue ŝarĝi la elprenon el limigitaj rimedoj per pligrandigo de la nombro de severe invalidaj infanoj". Do li

virinoj koste de $ 1.500 po deko. Tiel la supoza terapia klonado daŭre restas en la limoj de projekto, sed jam tie pretas la merkato de la ovocitoj.

47 P. Singer: Questions d'éthique pratique [Demandoj pri praktika etiko], Bayard, Parizo, 1997, p.97.

48 Saml., p. 119.

49 Saml., p. 110.

proponas en alia verko “pasigi periodon de dudek ok tagoj post naskiĝo antaŭ ol akcepti, ke infano havu la saman vivorajton kie iu alia."[50] Tiu malvarma perspektivo de vivĉesigo de invalidaj infanoj ŝajnas al li sufiĉe logika ĉar, kiel li skribas en la unua eldono de sia libro pri praktika etiko, “La vivo de novnaskita infano malpli valoras ol tiu de porko, hundo aŭ ĉimpanzo.”[51] Cetere tiu vidpunkto estas ne nur tiu de Peter Singer. En Usono, en tiu sama direkto iras tuta fluo de bioetika pensado pli aŭ malpli radikale utilisma. Ankaŭ H.T. Engelhardt, aŭtoro de ampleksa verko pri la fundamentoj de la etiko,[52] defendas, de la komenco ĝis la fino, la tezon, ke multaj homoj – de la novnaskito ĝis la grave mensmal-kapabla homo kaj ankaŭ la profunda komatulo estas “ne-personoj”, aŭ ankaŭ, ke nenio malpermesas, ke la homaj zigotoj estas produktataj, aĉetataj kaj vendataj kiel simplaj aĵoj.[53] Ni vere estas ĉe la malo de

---

50 Vidu Peter Singer kaj Helga Kuhse, Should the Baby Live? *Ĉu la bebo vivu?* , Oxford University Press, 1985. Tiu citaĵo aperas en artikolo de Nat Hentoff – aperinta en la *Washington Post* kaj reprenita en *Le Courrier international* [La internacia gazeto], n-ro 468, 2l-a – 27-a Oktobro 1999, p 58. Cetere la sama ideo estas esprimata en *Questions d'éthique-pratique* [Demandoj pri praktika etiko]: “En iuj cirkonstancoj, la rajto je vivo devus preni efikon kun ĝia leĝa forto nur post iom da tempo post naskiĝo, eble unu monato, kaj ne tuj ĉe la naskiĝo mem.'' (p. 169).

51 Tiu unua eldono aperis en1979. Sed la libro, kaj la prelegoj, kiujn la aŭtoro faris pri tiu okazo en Germanio, incitis tian protestegon ne nur flanke de la religia konservatismo, sed ankaŭ inter tiuj, kiuj atente pripensas tion, kio povas konduki al naziismo, ke Peter Singer preparis duan eldonon, eldonatan en 1998 – estas tio, kio estis france tradukita en 1997 – kie malaperis iuj ŝokaj formuloj kiajn mi ĵus menciis. Tamen, la orientiĝo de la aŭtoro ne ŝanĝiĝis, kiel pruvas, ekzemple, la obstino kompari, “laŭ morale signifaj kriterioj”, “bovinon, porkon kaj kokidon kun la feto (homa)” por konkludi ke tiuj tri bestoj “situas tre super la feto” … (*Demandoj pri praktika etiko*, v.c., p.150 .) – La tuta signifo de la televidaj elsendoj de Tony Laine supre menciitaj estis: montri kontraŭe kiom la rifuzo atribui al la homa bebo la etikan plenan statuson de persono estas malbone bazita, eĉ sur tia grundo de faktoj, kie ĝi imagas esti prava, se oni konsideras kion ni nun lernas pri la mirigaj *psiĥaj* kompetentoj de la etulo.

52 T. H. Engelhardt, The Foundations of the Ethics [La fundamentoj de etiko], Oxford University Press, Novjorko, l985. Vidu precipe la ĉapitron IV.

53 Vidu por pli evoluinta analizo la studaĵon de Marie-Louise Lamau pri “La koncepto de persono ĉe T. Engelhard”, en Laennec, recenzo de la Centre

Kantio. Ĉu nur de Kantio? Ĉu ĉi tio, kio tie aperas kiel nepartia filozofa argumentado, povas konscie esti pekliberigata el ajna respondeco pri la alkutimiĝo de iuj mensoj al la profitavida cinikismo, en la momento mem kiam usonaj firmaoj ofertas altkoste ne nur ovocitojn – tiuj de elstara modelino povas kosti $ 15.000 kaj pli –, sed ankaŭ bebojn interrete, kaj kiam ni vidis eĉ praktikon de forrabo de infanoj en Centrameriko por gajni oron per iliaj renoj aŭ iliaj okuloj? Ĉu iu povas skribi, ke la vivo de novnaskita bebo havas malpli da valoro ol tiu de porko, kaj lavi siajn manojn de la plej malbonaj eblaj tradukoj de tia aforismo, kelkaj jardekoj post la proceso de naziaj kuracistoj ĉe Nurembergo? Pli larĝe, ĉu ne estas alarma en ĝia principo mem, tia paradoksa moralsinteno, kiu preskribas respekti la plenkonscian personon, kapablan per si mem prizorgi la respekton de siaj prerogativoj, sed kiu samtempe multe malpli instigas nin al sama respekto rilate al tiuj, kiuj ne povas per sin mem prizorgi tion, kaj, sekve, plej grave bezonas ke ni, komisie de ili, garantiu ĝin: la embrio, la ĵusnaskito, la menshandikapulo, la komatulo – kaj, kial ne, ankaŭ, kiel ni vidis tro ofte en landoj de simila moralkulturo, la virino kun malalta I.Q. aŭtomate destinata al steriligo, la enmigrulo sen oficialaj dokumentoj uzebla nescie de li kiel kobajo por biomedicina eksperimentado kaj aliaj abomenaĵoj? Ekde kiam estus konsentita, ke iuj vivoj havas “malpli da valoro” ol aliaj, ni jam estus survoje al la abomenaĵo. Kiel do ne konkludi tiam ke, en la ideo de la senrezerva digno esence propra de ĉiu homa estaĵo sendepende de ties stato, estas nenegocebla etika aksiomo?

Ĉu koncepto pri persono akceptebla de ĉiuj estas pensebla?

Tiel ni atingis la finon de tiu ĉi cirklorezonado. Ni ekiris de klara konstato: se ni transpasas la ambiguecojn de la ĉiutaga lingvo – kiel en la formulo “la ĉeestantaj personoj” – la vorto *persono* ne estas priskriba termino de la fakta individuo, sed preskriba koncepto de ordo etika-jura. Kaj precize ĉi tiu norma dimensio starigas la senkondiĉan karakteron de lia digno, alidirite la devon konduti al li en ajna cirkonstanco kiel celo en

Sèvres, speciala numero pri “digno, perdo de digno”, Marto 1993, p. 16-19.

si mem. Ne estas hazarde, ke pri tio la humanista juristo kaj la kantia moralisto eldiras al ni la saman fundamentan paroladon; tio okazas, ĉar ĉi tie ni staras sur la kampo mem, kie estis deklaritaj, antaŭ pli ol du jarcentoj, la homrajtoj. Sed la abstrakta universaleco, kiu stampas tiun koncepton de la persono, havas sian prezon. Tiu absoluta respekto por la persono, *kategoria* en tiu senco, kie tiu vorto kontrastas al la vorto *hipoteza* – kaj tie estas ĝia forto – ankaŭ aperas, en la faktoj, samtempe malpli universala ol ĝi pretendas kaj pli sanktiga ol ĝi devus, se ĝi eĉ definitive malakceptas, kiel atencon al ĝia digno, praktikojn etike pravigeblajn, kiel laŭleĝan abortigon aŭ sciencesploradojn pri embrio de alta biomedicina signifo. Multaj protestas, ne sen kialoj, kontraŭ blinda moralismo de tia "nenio permesebla", kie estas anticipe kondamnata iu ajn paŝo antaŭen al pli bona stato.

Sed krome la kompleta kaŝado de la konkreta individuo, sur kiu ripozas la agado, montriĝas tutsimple nedefendebla ekde kiam, trans la teoria demando "Kio estas ***la*** persono?", la praktikaj demandoj postulas de ni specifi "***kiu*** estas persono".

Jen ŝajnas, ke tiam ni estas devigataj tute ŝanĝi nian rigardon al la persono, por konsideri lin, proksimiĝante al kutima opinio, kiel la homo de karno kaj ostoj kiu alvenis al la memkonscio. Do, la imperativoj uzeblaj por ĉio cedas la lokon al la neanstataŭigebla ekzameno de la konkreta kazo, la etiko fariĝas verdire *praktika*. Komprenebla estas, kial tia utilisma kulturo povas sin konsideri pli trafa ol ajna metafiziko de moralaĵoj. Sed la pagenda prezo de ĉi tiu supoza reveno al la konkreteco senĉese des pli pezas, ju pli oni esploras ĝiajn konsekvencojn, ĝis kiam ĝi fariĝas malinstiga en multaj kazoj. Ne nur la kampo de homa respekto draste malgrandiĝas pro la grandega malakordo inter la aparteno al la homa gento kaj la memkonscio, sed ankaŭ ĉar la senkondiĉeco de la devo mem tie perdas sian fundamenton: ia aritmetiko komparante la profitojn kaj la riskojn, kiu fine permesas la pli malbonan elekton, anstataŭas la absolutecon de la imperativo ordonante la respekton de la humaneco en ĉiu homo. Probable oni jam rimarkis ekzemple, en la supre cititaj deklaroj de Peter Singer, tiun tre rimarkindan indikadon supozitan pravigi la 'haltigon de vivo', kiel oni diras en tre diskretaj terminoj, pri grave invalidaj infanoj – decido kiun oni povas rigardi kiel justa rilate al ekstremaj kazoj, sed kie komencas la *grava* malkapableco, kaj kiu decidas ĝin? Ekzemple, ĉu fendega lipo estus koncernata? – Li diris ke decas "ne pli ŝarĝi la monprenon el la malabundaj rimedoj". Tiele buĝetaj motivaĵoj, kies travidebleco estas ĝenerale tre dubinda, eĉ simplaj kvocientoj de profitigo fare de la privata kapitalo investita en la hospitala sistemo, laŭ tia morala filozofio, taŭgus por pravigi la senhezitan eliminadon de infanoj nomataj *invalidaj*. Oni kredas fari malbonan sonĝon.

Kaj ekde kiam la etika debato parte inklinas enfermiĝi en tia senelira dilemo: aŭ rezigna akcepto de internacie aktiva utilismo, kiu emas vidi en la koncepto de homa digno filozofan rubaĵon, je kio la scienca kaj medicina progreso kapablas malŝarĝi nin, aŭ male, fortan reaserton de metafizikaj absolutoj – tamen ruinigitaj de kritikoj centfoje faritaj – en la iluzio tiel defendi minacatan homan dignon. Unuflanke, kazuístiko de la "ĉio eblas" tro malmulte zorga pri kion ĝi kovras kaj kies nuntempa entuziasmigo estas angoriga; aliflanke, doktrino de la "nenio estas permesata", kiu obstine kontraŭstaras progreson al io pli bona sen sukcesi ŝirmi nin kontraŭ la plej malbona. Kompreneble, multaj deziras trovi vojon inter tiuj du ekstremoj, sed ne aperis al mi, tra mia partopreno de 1983 ĝis 2000 en la laboraĵoj de la Nacia Konsulta Etiko-Komitato (CCNE), ke tiu ĝusta deziro facile evitas eklektikismon ĝis difini tian aŭtentan mezvojon, kiun Aristotelo konsideris pinta linio.

Fine de la okdekaj jaroj, mia gvidado de diskutgrupo pri la persono en la CCNE devigis min al tiu provado plej necerta en densa dialogo kun kolegoj biologoj, kuracistoj, advokatoj kaj teologoj de tre diversaj pensaj orientiĝoj.[54]

La esplorhipotezoj, kiujn mi tuj mallonge ĉi tie prezentos, multe ŝuldas al tiu daŭrigita simpozio, danke al kiu ĝi povis kontribui al desegnado de la konturoj por fundamentoj de konsento sur pli ol unu dosiero. Samtempe ĝi kunportas, ni diru anticipe, spurojn de la marksisma kulturo, kiu estas mia. Por mi estis profunde impresa sperto konstati, ke aperis la ebleco, ne de komuna filozofio kompreneble, sed ja de koncepto akceptebla de ĉiuj pri la homa persono, ne per kaŝmaskado de

54 Sur la bazo de la daŭra laboro de tiu studgrupo formita en la frua 1985 mi verkis la CCNE-raporton titolitan "Biomedicina esploro kaj respekto por la homa persono", eldonita, kun antaŭparolo de profesoro Jean Bernard, de *La Documentation française*, en 1988.

tio, kion mi kredas havi lerninta de Markso, sed male koncedante al li tion, kion, laŭ mia opinio, ni ĉiuj ŝuldas al li.

Persono kaj ordo de la persono

La tezo, kiun ni provas ellabori, devenas de la sekva ideo: la persono estas multe pli ol jura fikcio aŭ postulato de la morala racio, li estas *reala estulo*; sed tiu realeco – ĉiu kompreneble konservante la liberecon kredi aŭ ne kredi ke ĝi enhavas ion supernaturan – estas, laŭ pure laika vidpunkto, absolute nereduktebla al tiu de la bio-psiĥa individueco, ĝi estas de *histori-socia* esenco. Tio samtempe indikas ke, iusence tute profana, la persono fakte kaj vere transcendas la naturan estaĵon ekde kiam ĝi devenas el akirado de civilizacio, kiu treege transpasas ĝin kaj kiun oni povas nomi *ordo de la persono*.

Parafrazante Markson, oni do povus diri: la persono estas la mondo de la persono. Tio signifas: se vi pretendas klarigi la personon, kiel devigantan la respekton, pro tio, kio estas la individuo, ĉu psiĥosocia ĉu neŭrobiologia, vi malsukcesos, pro la decida kialo, ke nenio en la faktaro povas *per si mem* esti respektinda. Kaj se, ŝanĝante senhezite je registro kaj apogante vin sur la preskriboj de la juro, de la moralo aŭ de la religio, vi ankaŭ ne sukcesos, pro tiu alia decida kialo, ke ĉiuj objektivaj ordonoj imageblaj estas per si mem senpovaj por produkti en ĉiu la subjektivan aliĝon al la *respekto*. Vi ankaŭ ne sufiĉe sukcesos, eĉ metante vin laŭ tria modo, en la perspektivon de la interpersonaj rilatoj, ekzemple aspirante, kiel Emmanuel Lévinas, aperigi la etikan devon el la vizaĝ-al-vizaĝo kun la vizaĝo de aliulo,[55] eĉ jam ĉar ankaŭ ekzistas homoj kapablaj frakasi vizaĝon kalkanfrape. Sed eble ni povas komenci pli bone kompreni la genezon de tiu forta ĝenerala inklino – kvankam ne universala – al la respekto de homeco, se ni malproksimas nin de simplaj personaj interrilatoj ĝis la konsidero de tio, kion Markso nomis “la tutaĵo de sociaj

55 Kp E.Lévinas, Totalité et infini, Kluwer Academic / Le Livre de poche, sen dato, speciale p. 203sj.

rilatoj"[56], kaj pli specife, en tiu tutaĵo, de tio, kion mi nomas la *ordo de la persono.*

Per ĉi tiu formulo mi celas la tutaĵon, historie formitan dum jarcentoj kaj ĉiam moviĝantan, de la sociaj formoj, samtempe materiaj kaj ideaj, kie iom post iom objektiviĝis la konscio de la netranspaŝebla valoro de la homeco kaj kiu, pli aŭ malpli, en ĉiu homo subjektiviĝas. Tiu ordo de la persono, grandega kaj subtila mondo, estas, tute kune, la familia nomo kaj la tombejo, la kontrakto kaj la respektata subskribo, la punleĝaro kaj la pledo, la elekto-mandato kaj la civitanaj virtoj, ĝi estas la civilizita uzado kaj ties ĉiutaga formado, la morala konflikto kaj ĝia neelĉerpebla diskutado, la honorĵurio kaj la etika komitato, la publika malavareco kaj la kontraŭrasismaj leĝoj, la sento de la sankto kaj la laika regulo, la homrajtoj kaj la depostuloj de digno, la legenda figuro de Antigono kaj la anonima heroeco de sennombraj ordinaraj vivoj. Kaj tiu ordo de la persono krome estas tiu mondo plena de konformaj psiĥaj formoj en la individuoj: la freuda super-egoo kaj la kantia bonvolo, la memestimo kaj la zorgo por aliaj, la sindevontigo kaj la rifuzo de militservo, la preĝo kaj la intima taglibro, la indigno kaj la skrupulo, la disciplino kaj la ribelo, la solidareco kaj la rigoreco, la *"De la horizonto de unu ĝis la horizonto de ĉiuj"* de Paul Eluard, kaj la *"Se nur unu restas, mi estos li"* de Victor Hugo. Tie tre klarigas la ekonomia komparo.

La valoro de havaĵo certe havas aĵon kiel portanton, tamen ĝia valoro ne estas farita de la substanco de ĉi tiu portanto – la pruvo estas, ke, sub la fluktuado de la prezoj, ĝia valoro komplete ŝanĝiĝas, se ĝiaj produktad-kondiĉoj ŝanĝiĝas, kiel ekzemple montrigis al ni la masiva malplivaloriĝo de la komputaĵoj. La reganta ekonomia pensado ĉion faris por ke ni forgesu tiun fakton, sed la obstina realeco estas ke, fine, la valoro alvenas al la varo de la socia laboro, kiun tiu varo kristaligas. Do, kiel diris Markso, ĝi estas 'supersensa' sensa afero"[57]. Ĉu tiu dialektika

56 En la sesa el liaj "Tezoj pri Fojerbaĥo", Karlo Markso: Tezoj pri Fojerbaĥo (MAS-libro n-ro 245), verkitaj en la jaro 1845. –

La koncerna paragrafo tekstas: "Fojerbaĥo dissolvas la religian estulon en la homan estulon. Sed la homa estulo ne estas abstraktaĵo ene de la unuopa individuo. En sia realo ĝi estas la tutaĵo de la sociaj rilatoj / rilatoj." (MAS-libro n-ro 245), p. 8. –ft

57 Karlo Markso: La kapitalo, vol. 1 (MAS-libro n-ro 166), p. 88.

formulo ne estas la lumradio, kiu helpas al ni por klarvidi en ĉi tiu enigmo: kio estas la valoro de la persono? Ne pli ol la or-briko la persono posedas per la naturo valoron, sed ankaŭ ne pli per simpla norma atribuado. Ĝi venas al ĝi el grandega objektiva civiliza laborado, el humaneco potence konstituita kaj konstituanta − sen blindiĝi pri ĝiaj okulfrapaj antagonismoj, de kiuj la persono fariĝis − kaj samtempe fariĝas − societano. Senĉese oni ripetas tiun malnovan filozofian tezon, ke de la fakto ĝis la leĝo ne povas ekzisti transirejo. Sed se mi returnas min al la reala mondo, mi vidas, ke tia transiro estas konstanta fakto. Samtempe kiam la homaro produktas ilojn kaj signojn, ĝi produktas normojn kaj valorojn. La digno de la persono grave dependas de tiuj historiaj produktadoj, eĉ se ĝi estas unu el ĝiaj plej kompleksaj inter ĝiaj supersensaj formoj.

Mi tuj eksigas eblan miskomprenon: konstati ke la transiro de fakto al leĝo estas fakto, neniel signifas pretendi ke ĉi tiu fakto egalas per si mem

---

La tuta paragrafo tie (ĝi estas la unua de la ĉapitro “La fetiĉeco de la varo kaj ĝia sekreto”) tekstas jene: “Varo ŝajnas esti unuavide memkomprenebla, triviala aĵo. Ĝia analizo rezultigas, ke ĝi estas tre komplika aĵo, plena de metafizika subtilaĵo kaj teologiaj kapricoj. Tiom longe kiom ĝi estas uzvaloro, ĝi havas nenian misteran, ĉu mi rigardas ĝin el la vidpunkto ke ĝi kontentigas per siaj ecoj homajn bezonojn aŭ ĉu ĝi ricevas tiujn ecojn nur kiel produkto de homa laboro. Estas palpeble klare, ke la homo per sia agado ŝanĝas la formojn de la naturmaterialoj en maniero al li utila. La formo de ligno ekz-e estas ŝanĝata, se oni faras el ĝi tablon. Tamen la tablo restas ligno, ordinara konkretaĵo. Sed ekde kiam ĝi aperas kiel varo, ĝi transformiĝas en senseblan supersensan aĵon. Ĝi staras ne nur per siaj piedoj sur la planko, sed ĝi starigas sin kontraŭ ĉiuj aliaj varoj sur la kapon kaj disvolvas el sia ligna kapo kapricojn, multe pli mirigajn ol se ĝi komencus meminiciate danci.”

Kun piednota aldono (de Markso): “Oni memoru, ke Ĉinujo kaj la tabloj komencis danci, kiam la tuta cetera mondo ŝajnis senmoviĝi – pour encourager les autres [por kuraĝigi la aliajn].”

Kaj la germana eldonejo en la sama piednoto aldonas: “Post la malvenko de la revolucioj de 1848/49, Eŭropo eniris periodon de plej malluma politika reakcio. Dum en tiu tempo en aristokrataj kaj ankaŭ burĝaj rondoj oni entuziasmiĝis pri la spiritismo, speciale pri tabloŝoviĝoj, en Ĉinujo disvolviĝis potenca kontraŭfeŭdisma movado speciale inter la kampuloj, kiu eniris la historion kiel Taiping-revolucio.” (MAS-libro n-ro 166), p. 88. −vl al rajto: ĉiam necesas taksi ĉu io humana estas aŭ ne malhumana. Se ĉio, kio ekzistas, havas sian kialon por esti, nur la primitiva sociologia pozitivismo povus konkludi, ke ĉio, kio ekzistas, indas esti. Etnologie kompreni la praktikon de la klitor-ekscizo[58] ne estas akcepti ĝin etike: la objektiveco de socia praktiko neniel mildigas mian personan respondecon juĝi. Sed tiu persona taksado estas, multe pli ol mi kutime konscias, socie komunikita per tuta mondo da leĝaj konceptoj kaj moralaj reprezentoj, de argumentaj reguloj kaj de filozofiaj klopodoj, tuta kulturo en kiu la konflikto de la praktikoj povas ŝanĝiĝi en alfrontiĝon inter valoroj, kaj kelkfoje ŝanĝiĝi en interkonsentitan konvinkon, kiu povus konduki al nevortigita normo aŭ al eksplicita leĝo. Sekve, kompreneble, la valoro de la persono ne lokiĝas ĉe la majesta elfluejo de longa trankvila rivero. Pli ĝuste ĝi estas la celo konstante movata de ĝiaj meandroj kaj rapidejoj. Ĝi estas poluseco senĉese luktante kontraŭ sia malo. La sama hommondo asertas la dignon de la homo kaj neas ĝin. Nenio do povas sendevigi nin labori, de nia malgranda persona skalo ĝis tiu skalo, kie la sociaj movadoj organiziĝas kaj la politika agado, laŭ sia plej alta senco, por ke ĉi tiu aserto superregu ĉi tian kontraŭan aserton. La valoro de la persono bezonas ne nur la debaton, sed en multaj kazoj la batalon.[59]

Mi resumas: ni diros ke la persono estas la valorformo imanenta al ajna homo, sendepende de lia sanstato, nur pro tio ke li estas, kiel homo, konsiderata kiel asociano en la civilizita ordo de la persono. Tiamaniere oni komprenas ke, malkiel nura jura fikcio aŭ nura morala postulo, la persono povas identiĝi kun la homo reala, donante efikecon senegalan al la devigoj kiujn ordonas la rekono de ĝia digno, kaj samtempe neniel esti sklavigita de la empiriaj limitecoj de la memkonscio. Tio haltigas, en la principo, la terurajn limigojn, kiujn subtenas la utilismo, al la respekto kiun postulas la persono. Ĉar la propreco de la civiliza procezo, kiu formas ties bazon, estas la povo, tra konstanta etika eksperimento, senĉese etendi la kampon postuleblan por ĉi tiu respekto. Komence, tiu kampo estis centrilizita al la konscia individuo, kiun oni povas nomi persono-por-si. Ĝia unua origina etendo estis la praa respekto por la mortintoj. Pli kaj pli, laŭ la fluo de la jarcentoj, ĝi inkludas ian

58 Kutimo de klitor-fortranĉo en kelkaj afrikaj popoloj. –ft

59 Mi vaste disvolvis tiujn temojn en la unua ĉapitro de mia libro "*Pour une critique de la raison bioéthique*" ["Por kritiko de bioetika racio"], Odile Jacob, Parizo, 1994, p. 23-114.

moduleblan dignon interne de tiuj, kiuj nepre devas esti konsiderataj kiel personoj-en-si – la novnaskito, la aŭtismulo, la demenculo, la akcidentulo en konstanta vegetativa stato.

Ĉu tiu lasta kazo ne estas klariga pri la logiko de la procezo de civilizanta personiĝado? Antaŭ nelonge oni klasis ĉiujn vegetativajn statojn sub la rubrikon de transpasita komato, alidire neinversigebla cerbmorto, kiu ne lasas alian solvon krom la malkonekton de la paciento. Ekde tiam, spektindaj kazoj instruis nin ke eblas eliri en neantaŭvidebla maniero el konstanta komato post multaj semajnoj, monatoj, foje eĉ jaroj.

Do, ni rimarkis, ke per manko de pacienco, alidire envere pro manko de etika severo, oni mortigis eblajn postvivontojn. Kaj tiel oni faris la novan enskribon de konstanta vegetativulo, kies elektro-encefalogramo (EEG) ne estas ripete plata, en la kategorion de la personoj en-si – koncepto plene ignorata de niaj utilistoj, koncepto kiu tamen konsistigas pintan atingon de civilizita homeco. Eĉ trans tio, adekvata postulo de respekto, kiu ekskludas ĉian formon de instrumentigo kiel la komercan kuracadon aŭ la patentigon, firmiĝis favore al tiu kiu, sen esti persono-en-si, dependas de la persono, aŭ al tio, kio koncernas la manieron kiel la persono estas traktata – la embrio ekde siaj fruaj stadioj, la organo, la histo, la homa ĉelo, la gena sekvenco.

Kaj la respondeca zorgado etendiĝas pli kaj pli ĝis la bestoj, kiuj estas kiel ni kapablaj suferi. La homa postulo de digno, laŭ ĝia supreniranta tendenco, estas intime kaj senfine ekspansia.

Kion la marksisma kulturo povas alporti al la bioetiko

Ĉu oni diros, ke tiu supozata pionira konceptado de la persono estas fakte nenio alia ol la ripeto de la plej tradiciaj sociologiaj vidpunktoj? Laŭ unua alproksimiĝo, estas vere ke tia koncepto havas kun la alproksimiĝo de la sociologo komune, ke ĝi vidas en la persono nek abstraktan fikcion nek naturan donitaĵon, sed lokas lin en la ordon de historiaj-sociaj produktadoj. Tamen, miaopinie, redukti ĝin al sociologia vidpunkto estus ege subtaksi tion, kion ĝi senprecedence alportas, speciale pri du tre gravaj punktoj. Unue, teoria punkto. Kiam, en la 6-a tezo pri Fojerbaĥo, Markso koncize formulas la radikalan kritikon de la naturiga koncepto de la homa esenco ĉe Fojerbaĥo, kontraŭargumentante al li ke tiu esenco "ne estas abstraktaĵo imanenta en la individuo prenita aparte. En lia realaĵo estas la ensemblo de la sociaj rilatoj",[60] li ne simple starigas la determinantan objektivecon de tiuj sociaj rilatoj komprenitaj kiel aĵoj, kiel pli poste faris Durkheim. Li samtempe asertas, ke tiu objektiva tutaĵo estas nenio alia ol la objektivigado de la subjektiva humaneco de la homoj – ilaroj, lingvaĵoj, familiaj, ekonomiaj kaj politikaj rilatoj, ktp, kaj ankaŭ, precize, ĉi tiu ordo de la persono – de kiu ĉiu individuo en sia biografia alproprigo homiĝadas ĝis sia plejfundo. Do ne ekzistas, unuflanke, la homa individuo kaj, aliflanke, la socia aĵo: ambaŭflanke ni havas homan realon, en lia individua formo kaj en lia kolektiva formo, fakto kiu ŝanĝas ĉion. Tiu historia-materiisma vidpunkto stariĝas tre preter ia sociologismo de la socia trudado; ĝi enkondukas principe novan antropologion, de kiu ni povas ekzemple elĉerpi, kiel majstre faris Vygotsky, historian-kulturan psiĥologion, kiu finfine klarigas la genezon de la plej altaj mensaj funkcioj.[61] Kaj de kie ni ankaŭ povas eltiri – se la malmulto kiu ĉi tie montriĝas, almenaŭ iomete igas

60 La antaŭan jaron Markso jam skribis en maniero tre lumiganta, kvankam malpli rigora: "La homo estas la mondo de la homo" (Enkonduko al "Kontribuaĵo al la kritiko de la hegela jurfilozofio" (MAS-libro n-ro 44), p. 6.

61 Vd. aparte L.S. Vygotsky, "Pensée et langage" ["Penso kaj lingvo"], La Dispute, Tria Eldono, 1997. Vidu ankaŭ, inter aliaj, la kolekton de studoj "Avec Vygotsky" ["Kun Vygotsky'"], sub la direkto de Yves Clot, La Dispute, dua eldono, 2002.

ekvidi ĝin – novan klarigon pri la koncepto, ĝis nun tiel enigma, de la homa persono.

De tie montriĝas ankaŭ grava diferenco de praktika ordo inter tia marksa konceptado kaj sociologio en la kutima senco de la vorto. La "homa mondo", kiun analizas Markso, havas ne nur ripetadan manieron de funkciado – tipa objekto de la sociologiaj esploroj kaj klarigoj –, sed ĝi havas malfermitan *historion,* priloĝatan de kontraŭecoj, kie efikas luktoj kaj revoluciantaj transformoj, vivigataj per celadoj, kie la nuna stato de la aferoj estas juĝata nome de homaj valoroj pli universalaj ol tiu nuna stato mem. Certe, sociologio de la funkciado emas zorgi pri sociaj taŭgaranĝoj sed, ĉar funde ĝi restas plej ofte en la pozitivista akcepto de la ekzistanta ordo, la celadoj, kiujn mi ĵus menciis, povas ŝajni al ĝi ne pli ol kredoj, konsiderendaj kiel vidpunkto de ideologia simptomo.

Tia sinteno aĵigas la valorjuĝon kaj tiel neŭtraligas ĝin, profite al larĝe konservativa sinteno aŭ, plejbonokaze, al supraĵe reformanta amatora aranĝado. Male la marksisma sinteno, dum ĝi donas kiel antaŭkondiĉo al tiu valorjuĝo la rigoran studon de la realo, reestigas por ĝi ĝian plenan legitimecon per enradikado de la projekto en la inteligentecon de la objekto: se oni bone rigardas, la nunaj kontraŭecoj ĉiam proponas, eĉ per kava figuro, la antaŭkondiĉojn por ebla pli bona estonteco. Diverĝo for de la sociologia pozitivismo kun profunda efiko antaŭ temoj tiel akraj kiel ekzemple la vasta movado, kiu hodiaŭ inklinas al novaj instrumentigadoj de la homo, kie konstante estas timenda la malhomecigo, sed kontraŭ kio samtempe ekaperas eblaj linioj altiĝantaj por la homaro.

Forta subtenanto de materiisma alproksimiĝo al la historio en klarigado, Markso, en la ordo de la aksiologio[62] ne malpli decide starigas la plenkreskiĝon de la humaneco en la homoj kiel "solan memcelon de la historio" laŭ lia ofta formulo. Ni estas tre malproksimaj de ĉia sociologiismo.

Ĉu oni tiam povas akcepti sen emociiĝi, ke la nuntempa etik-pensado en franca lingvo tiel malmulte konsideras ĉi tiun kontribuon? Kiel mi

62 Vd L. Seve, Penser avec Marx aujourd'hui", volumeI: Marx et nous ["Pensi kun Markso hodiaŭ", volumo 1: Markso kaj ni], La Dispute, 2004, p. 59 –63.

diris en ĵusa libro, laŭ la kvanto de librovendoj, ekzemple hodiaŭ en Francio oni legas Niĉeon centoble pli ol Markson.[63] Kiu volas nutri sian etikan pripensadon, tu ĝenerale pensas ke li devas esti leginta ekzemple "*La genealogio de la moralo*" kaj "*Transe de bono kaj malbono*", sed kiom estas tiuj, kiuj opinias same ne ĉirkaŭrebla la konon de "La germana Ideologio", eĉ de "La kapitalo" mem? Vaste konsultu la larĝan internacian literaturon pri bioetiko hodiaŭ alireblan: mi dubas ke, krom miaj verkoj, vi tie renkontas eĉ nur la nomon de Markso.

Tamen legante Markson, inkluzive de ĝuste "La kapitalo", sen ajna dubo ni lernas pli bone ol en ajn alia verko, kie kuŝas la sekreto de la valoro, tiu realo, kiel li diras, "sentebla supersentebla", kie projekciiĝas, sen videbla spuro, la *Tätigkeit*, la praktika hom-aktiveco, kiu estas sole kapabla naski ĝin kaj senĉese daŭre estas lia nevidebla subtenilo – ĉar kiu en la monbileto sentas tiun socian laboron sen kio ĝi estas finfine nur senvalora papero, kiel periode manifestas la eksplodo de spekulaj financbobeloj? Kaj kiu perceptas en la "digno de la homa persono" la delikatan konkretigon de grandega civilizanta aktiveco, de kiu ebla retropaŝo tuj malkovras la revenon de ia barbareco? Se vi vere volas kompreni la genealogion de la valoro, legu Markson ne malpli ol Niĉion – mi eĉ emas diri: multe pli[64], des pli ke la kontribuo de Markso al la etika pripensado ne estas limigita al tio, kion mi ĵus mallonge indikis. La rolo de homa socia aktiveco en la estigo de ĉiuj specoj je valoroj estas ne nur principo de teoria komprenebleco, sed samtempe praktika konstato, kiu starigas nin rekte fronte al niaj respondecoj. En la reganta bioetika literaturo, tiu dimensio de la aferoj estas preskaŭ ĉiam miskonata. Al la leganto de tiu literaturo, ĉio ŝajnas okaizi kvazaŭ la ekzistantaj moral-

63 Saml., p. 20-24

64 Relegi hodiaŭ Niĉeon en la lumo de nuntempaj etikaj zorgoj donas multajn ŝokajn vidmanierojn. Lia kritiko de la esenco de ajna morala devigo, esenco superstiĉa laŭ li, samtempe vere kaŭstika kaj agreseme unuflanka, estas ĉe li profunde ligita kun kulturo de malestimo, kiu subtenas ripetajn temojn kiel ekzemple la malsuperecon de "la virino", la ĉiaman neceson de sklaveco, la apologion de krueleco, la alvokon al eŭgenika selektado, la kastradon de la krimulo, ktp – ĉio sur la fono de tio, kion Domenico Losurdo, en sia kritika verko pri Niĉeo (Nietzsche, il ribelle aristocratico, Boringhieri Bollati, Torino, 2002) karakterizas kiel pozon de "ribelema aristokrato". Mi revenos pri tio en estonta verko.

normoj estus produktataj de aktivecoj de supro kiel la pripensoj de filozofoj kaj de teologoj, la kreaĵoj de juristoj kaj politikistoj, la profesi-moralaj iniciatoj de kuracistoj kaj esploristoj – ĉio ĉi aferoj realaj, pri kiuj certe ne estas kialo subtaksi ilian gravecon – sed kvazaŭ la simplaj homoj estus en la okazo nur pasivaj spektantoj aŭ eĉ lernejanoj ribelemaj. Kaj la konsisto mem de la etikaj komitatoj spegulas en la institucioj ĉi tiun evidentan idealismon: tie estas kunigitaj kompetentoj kaj eĉ eminentuloj, sed tre malmultaj bazaj anonimaj civitanoj, eĉ neniu.

Nu, tio, kion senantaŭjuĝa ekzamenado de la fakta historio, iras en tute alian direkton. Pri tio mi prenos ekzemplon de alta graveco en la disvolvado de la biomedicino. Gravega etika invento, kiu multe pligrandigis la kampon de la respekto al la homa persono, estis la senpageco de sangdonaco, fundamenta impulso por fortigi la tuton de la jura meĥanismo por malpermesi ke la homa korpo estu konsiderata kiel proprietaĵo.

Antaŭ la Dua Mondmilito, en Francio kaj aliloke, la sangodonanto kutimis vendi sian sangon – tio estas ekzemple la kazo de la persono interpretita de Bernard Blier en la filmo de Marcel Carné '*Hotel du Nord*' – kaj okazis eĉ strikoj por altigi la prezon de la sango. Sed post la Liberigo, tie ĉi, ĉio ŝanĝiĝis. En la plidaŭrigo de la transfuzoj, kompreneble senpagaj, de brako al brako inter kamaradoj de la Rezistado, laŭ instigo de humanismaj kuracistoj, unuavice de doktoro Arnault Tzanck, sed kun la *decida* engaĝiĝo de dekoj kaj poste de centmiloj da laboristoj, trejnitaj je la interhelpaj tradicioj nutrataj de la mutualista kaj sindikata movado, komenciĝis la konstruado de reto de volontulaj sang-donantoj, kiu vivigis la pioniran komencon de senpageco en tiu kampo.[65] La leĝo de la 21-a de Julio 1952 estis ne pli ol la organizado de la transfuza sistemo prezentita de la socia iniciato, kaj sen eĉ nomi la principon de *senpaga donaco* kiu estas ĝia animo …

Kiel ne vidi, ke la persisto en Francio de tia principo de senpageco – pli ol 80 elcentoj de la francoj ankoraŭ nun diras profunde ŝati ĝin malgraŭ ĉiuj frapoj al la sistemo en la lastaj jardekoj, kaj dum apude, ekzemple en Germanio, la sango vendiĝas – montras ĝian enradikiĝon en

65 Pri tiu rakonto vd la libron de Marie-Angèle Hermitte, *Le Sang et le droit* [La sango kaj la juro], Le Seuil. Parizo. 1996. dua parto.

popola humanismo ege demokratia, ĉiam vivema eĉ kvankam nun tuŝita de multaj komercaj premoj?[66]

Mi opinias, ke tia ekzemplo – al kiu ni povus aldoni multajn aliajn ekzemplojn pli lastajn pri multaj vivsociaj aferoj, kiel la kreskantan postulon je seks-egaleco en ĉiuj areoj aŭ la kreskanta rifuzo de homofobio kaj la konstanta lukto kontraŭ la formoj tiom diversaj de la diskriminacio – montras elokvente, ke la digno alvenas al la persono, en la plej universala senco de la vorto, komence per praktikaj paŝoj en la baza socio, kiuj tiam estas pli-malpli leĝigataj fare de la altaj instancoj

Denove, ni evitu ĉiujn miskomprenojn. Ne temas pri diri, ke la kutimaj vivmanieroj estigas la etikon – ĉi tiaj vivmanieroj ankaŭ estigas la kontraŭetikon, kiel ni tro vidas –, sed ke la etiko estiĝas *en ili*, speciale en ĝia plej aŭtente kreema parto.

Do kompreneble ne temas pri minimumigi la bezonon de la koncepto nek la efikecon de la leĝo en la kunlabora elserĉado de la plej bona argumento, resume ĉion kio en la moraleco devenas de tio, kion Habermas nomas la "komunika agado"; sed temas pri reliefigi la rolon tiel fundamentan kaj tiel subtaksatan de tio, kion mi nomos la *civiliza agado*: la ĉiutaga ago de tiu grandega nombro de homoj forgesitaj en la nobla etiko, kiuj, tre antaŭ la dimanĉa humanista parolado kaj ofte koste de senbrua heroeco, iom post iom efektivigas tion, kio senlace altigas nian socian vivon super la nuran ĝangalon.[67]

---

66 Inversa pruvo: la leĝo Caillavet de 1976 pri donaco de organoj, adoptita en politika kaj kultura kunteksto tute malsama ol tiu dum la Liberigo, kaj for de ajna demokratia zorgo subteni la partoprenon de la amaso de civitanoj en la ellaborado de la leĝo, limiĝis je la ideo de *konjektata konsento* al la senpaga donaco, krom se eksplicita rifuzo, alidire al ia tute pasiva koncepto de la aferoj. Ĉu tio estus sen rilato kun la kronika malabundo de organoj por grefti, kiu turmentas la nunan Francion, dum senbrue prosperas la mafia organkomerco ?

67 Se ekzemple la kutimo, korpe kaj mense kripliga, de klitor-eltranĉe ĉe knabinoj bonŝance nun regresas en la afrikaj loĝantaroj, indiĝenaj aŭ enmigrintaj en Eŭropo, tio ŝuldiĝas ĉefe al la luktado de afrikaj virinoj mem. Vidu interalie la libron de Khady, *Mutilée* [Kripligita], O. éditions, 2005. Tio emfazas, kiom ĉiu el ni estas vere respondeca pri la persono.

Elprovita koncepto

Ĉu la koncepto, kiun mi ĵus skizis, forigas la enigmon de la nocio de persono, kies diablan cirklon mi komence priskribis? Oni tion juĝos, la tuta demando estas, ĉu ĝi sukcesas bone skizi vizion interkonsente adopteblan, kvankam tiu koncepto restas samtempe rigora kaj funkcianta. En la laboro farenda de la CCNE, ekde la komenco fakte estis klara, ke ĉiu havos, poste kiel antaŭe, agliberecon por konservi sian personan engaĝiĝon al sia filozofia konvinko aŭ sia fido pri la afero. Sed nia tuta rolo estis esplori sincere la eblecojn *interkonsenti* etike pri rekomendoj kaj, se tie ni sufiĉe sukcesos, tiel malfermi transirejon de la etiko ĝis la juro starigante la realigeblon de bioetikaj leĝoj – tio vere realiĝis en 1994 –, nia problemo estis ellabori karakterizadon de la persono *akcepteblan de ĉiuj*, karakterizadon tamen ne reduktitan en ia magra komuna denominatoro, sed male, kapabla subteni etikajn decidojn de vere riĉa enhavo. Alivorte, oni devis difini tion, kion mi nomos '*publik-interesa koncepto*' de la persono, kiu malaltigas ĝin nek al la pura fikcio de leĝsubjekto, nek al nura mem-konscia individueco – reprezentoj evidente en si permesataj, sed klare nesufiĉaj por nia celo – kaj kiu, dum ĝi uzas nur sekularajn elementojn, donas samtempe forton nerefuteblan kaj precizon asigneblan al la laikaj postuloj por ĝia respektado. Laŭ la mezuro de tia tasko, kutime rigardata kiel neebla kiam nia laboro komenciĝis, taŭgas taksi la koncepton, kiun mi resume elmontris kaj kiu interkonsente subtenis la demarŝojn de la CCNE dum la okdekaj kaj naŭdekaj jaroj: tiu de la persono kiel *valor-formo, esence propra al ĉiu ajn homo* – kaj, per etendiĝo, al ĉiu homo – k*iel asociano, per alvokiĝo, de la civilizita ordo de la persono.*

Tia koncepto estas evidente taksenda kaj pridiskutenda laŭ teoria vidpunkto.[68] Ĉar ĝis nun ĝi ne havis grandan eĥon en la bioetika literaturo, tiu diskuto ne okazis. Tamen, eĉ se necesas teoria kritiko de tia

68 Tiurilate, mi notas ke ĝi estis relative bone akceptita de teologoj de la centro Sèvres, kie mi estis invitita en 1996 por elmontri ĝin dum konferenco, ĝia teksto estis poste akceptita en *Laennec*, 4-a jaro, n-ro 5-an de Junio 1996. La debato komencita speciale per la demandoj de Patro Paul Valadier tamen ne okazigis pluajn profundigojn.

reprezento, probable nenio povas pli bone informi nin pri ĝia ebla trafeco ol ĝia testado per konkretaj etikaj demandoj. Mi aludos tian teston, samtempe tre gravan kaj tre kompleksan, per rapida ekzameno de la nodo de la problemoj, hodiaŭ senĉese evoluantaj, kiuj iel aŭ tiel tuŝas la etikan statuson de la homa embrio.

Se ekzistas demando, pri kiu oni kredas anticipe certiĝi ke neniu etika interkonsento iam eblos inter ĉiuj, estas ĉi tiu. Cetere ni komence diru, ke efektive inter la radikalaj '*non possumus*' de la katolika Aŭtoritato kaj la senkondiĉa '*Ni devas*' de iaj esploristoj laborantaj pri la embrio, la interkonsento estas evidente senespera. Tamen ĉu ni devus rezigni iun ajn perspektivon pri ebleco de larĝaj kaj aŭtentaj akordoj, ekster kvanto finfine tre malmulta de malfacilaj kazoj kaj ekstremaj sintenoj? Jen taŭga momento por testi la kapablon de nia koncepto de persono ebligi alprenon de komunaj pozicioj dum daŭriga diferenco de la vidpunktoj.

Kiam la CCNE estis kreita en 1983, la unua dosiero, pri kiu ĝi estis decidonta, koncernis aparte la embrian esploradon. Kaj ŝajnis, ke la vojo estus antaŭe difinita en la rimarkinda raporto estigita en Britio de komisiono prezidita de Sinjorino Warnock: oni tie konkludis, ke ia esplorado pri homa embrio estas etike permesebla ĝis la 14-a tago de ĝia evoluo, ne trans tio. Tiu estis decidita laŭ biologiaj konsideroj pri la gravaj transformoj, kiuj okazas en tiu stadio. La alproksimiĝo de la franca Komitato pri Etiko, post interŝanĝoj pasiigaj por la kompleta profano, kiu mi ĵus enirinta estis, estis tute alia. Ĉar signifaj ŝanĝoj en la evoluo de la zigoto verdire okazas en ĉiu ajn momento, kiel montris la specialistoj. Tial, surtabligi limon, en la tago 14-a aŭ ajna alia, inter akcepteblaj kaj neakcepteblaj esploroj, ne rezistis al la analizo. Kaj ne plu rezistis la koncepto imagita de la britaj esploristoj pri *praembrio*, koncepto, kies sola celo fakte estis dekreti ke, ĝis la 14-a tago, neniu el liaj projektoj ne kaŭzis etikajn problemojn … Ne, la bona demando apartenis al tute malsama ordo: ne '*Ĝis kiu grado de la evoluo de la embrio* eksperimenti*?*' , sed '*Al kiu celo?*'. Multaj esploradoj estas etike malpermesendaj eĉ sur embrio malpli aĝa ol 14 tagojn, male certaj aliaj, de granda kogna kaj / aŭ terapia graveco, estas agnoskendaj eĉ sur embrio post 14 tagoj. Tiu radikala ŝanĝo de pensmaniero, dekomence konvinkanta laŭ mia vidpunkto, prezentis multajn temojn pripensendajn. La kriterio por distingi la etikon kaj maletikon, kompreneble ne povis troviĝi en la *objekto*, sed nur en la *projekto*; jen kio komencis vere diri ion pri la respekto de la persono.

Pluraj dosieroj, kiujn poste la Komitato devis studi, temis pri la medicine helpataj generadoj. Kaj tiurilate, ni trovas en la heredigo postlasita de niaj antaŭuloj de la INSERM aŭtoritatan formulon, kiu estis ellaborita, dum iliaj diskretaj renkontiĝoj, de la ministro pri esplorado Hubert Curien kaj la ĉefpastro Lustiger: "La homa embrio estas potenciala persono". En ĝiaj tre unuaj avizoj, en 1983-1984, la CCNE konservis tiun formulon. Sed kiam estis aljuĝita al mi la tasko gvidi laborgrupon pri la persono, tuj montriĝis, ke la plej multaj biologoj kaj kuracistoj, kiuj partoprenas en ĝi, inkluzive kredantoj, absolute ne konsentis pri tia formulo. Ili energie diris, ke aserti ke la embrio estas persono, potenciala aŭ ne, havas neniun sencon pro la nuliga kialo ke la persono estas neniel biologia nocio. Ni pretas, same kiom iu ajn, konsideri ke ni ne devas permesi al ni fari ion ajn sur la embrio, sed ni ne povas akcepti ke oni pretendas establi etikan imperativon sur supoza karakterizado de fakto sen ajna biologia signifo. Tio, duobligante la kritikajn lecionojn tiritajn el la raporto Warnock, tuj malkonfirmis la konsentitan retorikon pri "la eminenta digno de la embrio".

Kaj per tio, la klaŭzaro de neatakebla publika koncepto pri la persono estis kvazaŭ skizita. Necesis definitive rezigni eltiri la plej etan etikan imperativon de la estaĵoj mem, spekule ornamitaj per valoro, kiu ne povas esti derivata de ili. Sed tiam ankaŭ necesis senkompromise forigi la tenton redukti la etikan imperativon al pragmata konvencio, konstante modifebla kaj do nedeviga, aŭ eĉ al jura fikcio, kies arbitreco estas akceptata se ĝi povas sufiĉi por certigi ke la leĝo estu obeata, − komplete ruinigas la senkondiĉecon de la etiko. Nu, ĉe atenta pripensado montriĝis, ke la etika malfacilaĵo devenis de filozofia konfuzo. Do mi invitis miajn kolegojn tute klare distingi du nociojn de najbara aspekto sed esence tute malhomogenajn: la *potencialan personon* kiel koncepto pure kaj eksplicite etika, kaj la *potencialecon de persono* aŭ, por pli precize diri, potencialecon de homa estaĵo, kiel pure kaj nepre biologian koncepton. Do ni tute ne diros ke "la embrio estas potenciala persono", deklaro konfuzanta kie la verbo 'esti' neakcepteble transformas la valoron en aĵon, sed ni diros, ke "la embrio entenas potencialecon de homa estaĵo", aserto biomedicine evidenta, kiun neniu kontestas. Sekve, en la nomo de tiu nediskutebla *biologia realaĵo*, ni validigas tiun *etikan alproksimiĝon*, kiu konsistas en rigardi lin *kiel potencialan personon*, t.e. starigi limojn al niaj potencoj sur li, motive ke tiu simpla potencialeco ordonis al ni vidi jam en li, laŭ klarigenda mezuro, la estontan societanon de la ordo de la persono.

Asignante al li la etikan titolon de *potenciala* persono, ni esprimas du gravajn asertojn. Unue, ke li ne estas *aktuala* persono, fakto kiu samtempe permesas limigi tion, kion ĝia respektado malpermesus al ni – ekz-e la intencan ĉesigon de gravedeco, kie jure kaj prave la respekto al la aktuala persono, do la nuna gravedulino, estas konsiderata prioritata – kaj, inverse, elstarigas la kampon de devoj, kiun lia nuna nekapablo trudas al ni konscie alpreni anstataŭ li. Due, paroli pri potenciala persono signifas, ke la interesoj de la embrio estas determinendaj multe malpli laŭ lia nuno ol lia *estonteco de homo*, kaj tio povas konduki, kiam la kuracista prognozo estas tre maloptimisma, al decido evitigi al li estontan ekziston reale malhumanan.

Memkompreneblas, ke tiu ĉi tute laika koncepto de la digno de la embrio ne povas plene kontentigi la kredanton alkroĉitan al la supernatureco de la homeco kaj, pli aŭ malpli funde, heziteman limigi niajn striktajn devojn al li. Tiel kio laŭ iuj estas tro malmulte, samtempe jam estas tro multe laŭ aliaj, kiuj volas vidi en la embrio nur simplan mason de ĉeloj, senlime utiligeblan, kaj denuncas ajnan limigon al tiu uzo kiel senbazan. Tiusence, la testado de nia koncepto klare montras, kion verdire ni suspektis ekde la komenco: la kompleta teoria kaj praktika konsento pri ĉi tiu speco de aferoj estas evidente nerealisma. Sed tio, kio ekaperas kun pli granda forto, mi kredas, estas la amplekso de la samopiniaj plimultoj koncerne la plej multajn temojn, plimultoj kiuj aperas kiel eblaj, se oni devenas de koncepto de persono samtempe strikte laika kaj etike tre postulema – koncepto neatingebla, laŭ mi, se oni forprenas de ĝi tion, kio tre avantaĝe diferencigas tiun koncepton, same disde la aĵiga realismo kiel disde la fikciema idealismo: mi celas enradikiĝon de la valoro en la signifema objektiveco de la ordo de la persono kaj en la respondeca inventemo de la sociaj praktikoj.

Sume, la testado de la afero per la embrio ŝajnas al mi klare favora al la koncepto de persono, kiun mi priskribis. Ĝi kondukas al evito de la sanktigado, kion kompreneble iuj rifuzas, sed tiam ili devas akcepti tre krudajn teoriajn malkonsekvencojn − ekzemple, la granda plimulto de la koncipitaj embrioj montriĝas ne vivkapablaj kaj estas sponte forigitaj, sen ke la virinoj, kiuj portas ilin, scias pri tio: kion pri ilia sankteco? kaj ne malpli severajn praktikajn malkonsekvencojn: en la neado de ajna rajto abortigi, eĉ post seksperforto, kion ni faras pri la respekto al tiu nuna persono kiu estas la virino? Sed tiu koncepto egale signifas firme rifuzi la redukton de la homa embrio al maso de ĉeloj, en ŝokanta blindeco antaŭ la civiliza dimensio de la problemo, denove pagita per severaj malkonsekvencoj, unue ĉi tiu: kiel samtempe emfazi la humanisman valoron de la scienco kaj doni al ĝi la alarman vizaĝon de aktiveco rifuzante konsideri la *Humanitas* jam virtuale ĉeestanta en tiu kandidato al la homeco kiu estas la vivipova embrio? Eble, per tia koncepto de la persono, ni efektive moviĝas al ĉi tiu *mesotès*, kie Aristotelo vidas *akrotès*[69].

Renovigitaj defioj

Sed ĉe la nun anhelanta ritmon de la biomedicinaj novigoj je vastaj konsekvencoj, validigi koncepton kaj alproksimiĝon etikajn neniam povas esti konsiderata kiel io finita: la laborado estas konstanta. Jen kion montros mallonga rigardo al unu el la plej aktualaj dosieroj de interkonsiliĝo pri la temo: tiu de klonado.

Laŭ la perspektivo, kiun mi provis difini, la tre nova kaj impona demando, kiu tuj leviĝis ekde la naskiĝo de la ŝafo Dolly en Julio 1996 – t.e. la ebleco de reprodukta klonado de homaj estaĵoj, pri kio la prezidanto de la Respubliko taskis la CCNE komence de 1997 − tiu afero ne tuj fendis la Komitaton laŭ kontraŭaj opinioj, kiel antaŭe ja okazis pri kelkaj aliaj kazoj. Fronte al la pure teoria hipotezo de tia klonado celanta naski infanon per maniero tute fremda al seksa reproduktado, unuanimeco tuj ekaperis favora al radikala etika kondamno, kvankam la prezentitaj argumentoj en tiu senco estis malsame taksataj de iuj kaj aliaj kaj ankaŭ probable malegale ellaboritaj. Sed, ĉar rapide disvastiĝis internacie senduba kondamno bazita sur la samaj argumentoj, la demando povis aperi kiel findecidita – kion, inverse, konfirmis la skandala reklamtrom-

69 Alidire, al tiu *ĝusta mezo*, kiu konsistigas la *altegan irejon*.

pado de la sekto Rael, kiu trumpete anoncis la laŭdiran naskiĝon de la knabino Evo, la unua klonita homa bebo, en la momento mem de Kristnasko 2002, informo ties nura realo baldaŭ senpoezie reduktiĝis al la kurzo de la akcioj de la firmao Clonaid.

Tamen, ĉar akriĝis la diskuto pri la valoro de la prezentitaj argumentoj, hodiaŭ la senduba kondamno de ajna perspektivo de reprodukta klonado tute ne estas unuanima. La formulo de la franca leĝo de 2004, laŭ kiu tiu klonado estus '"krimo kontraŭ la homa specio", prave rigardeblas kiel bedaŭrinda, ĉar la ordo de la natura fakto, kie stariĝas la nocio de homa *specio*, tute ne respondas al la ordo de la juro, kie la ideo de krimo situigas nin. Oni skurĝas la naivecon de multaj, kiuj opinias, ke eventuala klonindividuo estus la pura genetika kopio de la originalo, spite ke epigenetikaj procezoj kaj precipe soci-biografiaj faktoroj diferencigus lin pli ol ni konjektas – ja esenca indiko. Oni protestas kontraŭ la "diabligo" de la reprodukta klonado emfazante ke la individuo devena el tia klonado neniel estus monstro per si mem kaj postulus, same kiel iu ajn alia, esti respektata kiel persono – kio estas memkomprenebla. Kaj oni asertas ke, por neinversigeblaj malfekundecoj tiu estus "teĥniko de lasta helpo por sterilaj homparoj"[70] kaj oni demandas, en kies nomo oni decidus rifuzi ĝin al malfekunduloj. Mallonge, tie same kiel en aliaj kazoj, estus protektenda la libereco de la reala elekto kontraŭ la dogmatismo de supozata bono.

Sed kiom ŝajnas konsenteblaj la antaŭaj kritikaj argumentoj, tiom en pli ol unu inter iliaj adeptoj mirigas la malmulta atento pri la enhavo mem de la kontraŭa argumentado, al kiu do necesas reveni. Se oni retenas nur tion, kio rezistas al la ekzamenado, ĉi tiu argumentado estas triobla. Antaŭ ĉio venas argumento de scienca ordo kiu jam havas en si mem fortan etikan signifon, ĉar, laŭ formulo de Profesoro Jean Bernard, "Kio ne scienca, tio ne etika" – ni aŭdu: la antaŭkondiĉo necesa por ia ajn etika akcepto de biomedicina projekto estas, ke ĝi pruvas sian sciencan validon.

Nu, nun tio tute ne estas la kazo de la projekto de reprodukta homklonado, ĉar, ĝis nun, neniu primatklonado sukcesis, la fareblo de la

70 La formulo devenas de la filozofo Dominique Lecourt, kp Axel Kahn, Dominique Lecourt, *Bioéthique et liberté* [Bioetiko kaj libereco], PUF Parizo 2004, p. 98.

afero al homoj restas problema; kaj la klonadoj, kiuj sukcesis ĉe diversaj bestospecioj, montras kiom la sanstato de klonitaj individuoj inkludas aspektojn de maltrankvilo – la kazo de Dolly, tro frue mortinta, tuj atentigis pri tiu grava problemo. Do, provante kloni homon, signifus penetri en plejparte nekonatan kampon antaŭ ol esti plenuminta la bazajn postulojn de la bestnivela antaŭkondiĉo, do entrepreni *eksperimenton sur homoj* laŭ kondiĉoj klare neakcepteblaj el etika vidpunkto. Ja eblas, ke tiuj malfacilaĵoj dispeliĝos, almenaŭ parte laŭ progresoj de la biomedicino en la venontaj jardekoj, sed koncerne la nuntempon kaj la proksiman estontecon jam montriĝas, ke kategoria proskribo de ajna tia provo pro tiu kialo ne povus esti pli bone pravigita.

Poste ni ekzamenu la pravigojn prezentatajn favore al tiom aventura entrepreno. Ili estas klaseblaj en du rubrikojn: unue revivigi karegan forpasinton – aŭ eĉ certiĝi pri dua vivo por si mem – due garantii la genetikan identecon de la idaro al malfekundaj homparoj, al samseksemuloj, al homoj trafitaj de la VIH kaj zorgemaj por ne transdoni la viruson. La unua pravigo estas des pli grava, ke ekde la komenco ĝi motivis tre riĉajn individuojn financi esploradon en tiu direkto. Nu, ĝi devenas de miriga stulteco, nutrata de la kruda kredo, ke psiĥa personeco komplete produktiĝas de donita genaro. Efektive, koncerne lian psiĥan idiosincrasion, eventuala klonita homestulo, sub ekstrema korpa simileco, esence estus, kiel ĉiu estas, tiu, kiu li fariĝus tra sia historio, tute unika kompare al tia de la homo de kiu li devenus. Do kompreneble li ne estus iel ajn la forpasinto reviviĝanta: la ideo "revivigi tutidente" forpasintan personon estas neniige malkohera. Kaj ĝuste en la nomo de tiu stulta fantazio oni naskus, en malnormalaj kondiĉoj, infanon, kies tutviva komisio estus *vivi la vivon de aliulo antaŭe vivinta*: apenaŭ eblas koncepti pli maldelikatan neadon de ajna persona rajto esti traktata kiel celo por si mem. Ĉi tio pravigas iam da fervoro en ĝia etika kondamno.

Tute alia, kiel kelkaj diras al ni, estus la pravigo per volo generi: tie ne temus pri iu ajn fantazio de duplikato, ne pri narcisista kompulsio, sed simple pri la komuna deziro je posteularo, devigata esprimi sin en nekutimaj kondiĉoj. Aserto iom hasta. Ĉar tie la drama konfuzo estas en la vorto 'posteularo'. Oni ŝajnas pensi, ke fakte la terapia klonado ne estus io alia ol nova variaĵo de medicina helpo al naskigo[71] – kaj kio ĉi tie estus indigninda?

Sed fakte temus pri afero treege malsama: tute ne plu temas pri *generado*, kie du *gepatroj* naskos infanon, sed pri anstataŭigo de la reprodukto per ia *stikado* de *unika individuo*, kie vortoj kiel 'generanto' aŭ 'posteuleco' ĉi tie fariĝas trompaj, *eĉ* perdas sian sencon kaj kie tute malaperas la hazardeco, kiu kontribuas al tiu gena identeco, kiu malsamigas la idon disde la gepatroj … La klonita infano estus reale ia malfrua ĝemelo de sia laŭaserta patro, ĝemelino de sia laŭaserta patrino – miriga mutatio de la kondiĉoj de homreproduktado komencante renversadon neniel pripensitan pri la rilatoj de parenceco, origina nebuligo de la intergeneraciaj rilatoj, kaj sen havi la plej etan ideon pri ĝiaj psiĥaj kaj sociaj efikoj eventuale tre ruinigaj. Tie vere temas pri sovaĝa antropologia eksperimento, al kiu estas permesate firmege diri *ne*. Des pli ke atente rigardante, kia estas la valoro de ĉi tiu dua motivo? Voli uzi, en antaŭviditaj ekstremaj kazoj, akrobataĵon tiom kritikindan kiel la klonadon anstataŭ la simplan adopton aŭ donacon de embrio por havi infanon, ĉu tio fakte ne signifus vere tro submetiĝi al la fetiĉismo de la geno kaj de la biologia parenceco, sinteno, pri kiu estas multaj motivoj por kontraŭstari ĝin laŭ etika kaj, pli larĝe, laŭ civiliza vidpunkto, almenaŭ se oni konsideras esenca, ke la homa gento ne komencu decide malprogresi ĝis la *specio* trans kiu ĝi estis sin levinta?

Pri la klonado nomata "terapia"

Oni invitas nin fundamente distingi klonadon kun reprodukta celo disde la klonado nomata "kun celo terapia". Kaj se la plimulto konsentas, kvankam kun pli aŭ malpli da konvinko, ke la unua estas malpermesenda, male la dua – produkti praĉelojn[72] per klonado de embrioj, por regeneri histojn, organojn, funkciojn – estus ne nur justa projekto, sed

71 Vd la formulon de Dominique Lecourt, laŭ kiu, se iam la reprodukta klonado estos "fakte alĝustigita", ĝi estos envicigata inter aliaj teĥnikoj de helpata generado" (Bioéthique et liberté, p.72).

morala imperativo favore al tiom multaj suferantoj, al kiuj tio finfine malfermus esperojn de kuracado. Cetere neniu aŭ preskaŭ neniu pridiskutas la celon: esploradoj tre kreskantaj havas kiel nuran celon tion, kion oni nomas regenera medicino – ripari la difektaĵojn de niaj organismoj – en kio la terapia klonado volas registriĝi. Organtransplantado, genterapio, ĉelterapio[73]: certe neniu el ĉi tiuj agadoj evitigas specifajn etikajn problemojn – ekzemple, tiujn de la konsento por organdonaco aŭ de la translaso de supernombraj embrioj por elpreno de praĉeloj – sed entute ilia principo mem kolektas nur moralan aprobon. La reklamkampanjo favore al klonado nomata "terapia" povis konstruiĝi sur tiu forta validigo de la klopodoj favore al la regenera medicino. Kaj la eksterordinara grandfaro, kiun evidentigis la sukcesa klonado de la ŝafo Dolly malrekte alportis al ĝi, en la publika opinio, kredindon des pli komprenebla ke, laŭ la vidpunkto de nefakulo, la aliaj vojoj, malgraŭ iliaj gajnoj, pli aŭ malpli ŝajnas embarasiĝi per malfacilaĵoj: la organtransplantado alfrontas la malabundecon de grafteroj, la genterapio ŝajnas sperti multajn malsukcesojn, la ĉelterapio montriĝas esti ankoraŭ malproksima de vera mastrado.

Sub la ŝajne travidebla nomo de "*terapia klonado*", tiu esplorlinio por regenera medicino do komencis akapari la publikan atenton nutrante akrajn debatojn. Ĉar eĉ se konvinkas la medicina celo, estas evidenta la etika obĵeto: tie temas pri artefarite krei homajn embriojn por sola celo fari ilin produkti tion, kion oni atendas, kaj poste detrui ilin. Do trakti ilin kiel simplan maso de ĉeloj. Tial la CCNE, ĝis en la tre lastaj jaroj, esprimis sin kontraŭ tiu esplororientiĝo, malpermesata de la franca leĝo de 1994 antaŭ ĝia revizio. Sed la reklamo favore al la liberala praktiko

72 Vd la klarigan piednoton 24 sur p. 39. -vl

73 La ĉelterapio konsistas en uzi la generpovon pli aŭ malpli vastan (plurpotencialecon, multpotencialecon, tutpotencialecon)* de praĉeloj – t. e. produktantaj precizajn histojn aŭ organojn aŭ eĉ korpon en ĝia tuteco – greftante ilin kie ilia regenera rolo estas esperata. Tiaj praĉeloj troviĝas en plenkreskaj organismoj, ekzemple en la haŭto (de la kerno de tia ĉelo devenis la ŝafo Dolly), en la osta medolo, en la koro, en la cerbo, ktp. Ili nomiĝas *somataj* praĉeloj. Ĝi troviĝas ankaŭ en la embrio. La *embriaj* praĉeloj povas esti prenitaj el supernombraj frostigitaj embrioj, aŭ el embrioj tiucele produktitaj, translokante la kernon de preciza ĉelo en virinan ovulon. Tiu lasta itinero karakterizas la klonadon nomatan "terapia".

*) Pri tiuj terminoj enhavantaj la radikon *potencial-* necesas diskuti en kompetentaj fakgrupoj por trovi kontentigan solvon. -vl

en aliaj landoj – aparte de Britio – kiuj permesas ĝin, kaj la vigla insisto de teamoj de francaj esploristoj, laŭ kiuj la pro principo morala malamikeco apartenus tie al ia konsterna malmoderneco, pli freŝdate komencis malfortigi tiujn barojn[74]. Do, por mia celo gravas emfazi kelkajn aspektojn etike gravajn, sen eniri la tutan ĉi vastan debaton.

La unua koncernas la demandon jam skizitan de la vasta uzo de homaj ovocitoj, kiun sekvigus la eventuala disvolviĝo de tiaj terapioj, kaj ankaŭ koncernas la senbridan komercigon kiu ja certe rezultus de ĝi. Bedaŭrinde tio ne estas nura konjekto: oni notis supre, ke merkato de homaj ovocitoj jam ekzistas. Sed ni diru sincere: pli ol unu esploristo taksas tiun danĝeron negrava, kvazaŭ la tuta iom-post-ioma invado de la aĉeteblo, ĝis en la plej kerna homa intimeco, povus esti konsiderata kiel neglektebla. Tie evidentiĝas la tre vasta problemo kuŝanta sub multaj etikaj kvereloj, kiujn hodiaŭ la biomedicina esplorado tendencas multobligi: la problemo, kiu rezultas de la tro trankvila konscienco, en kiu tro multaj sciencistoj – forte malsame de multaj aliaj – plenumas verkojn taŭgajn por aliigi pli kaj pli esencajn aspektojn de la homkondiĉo mem, sen sufiĉa mezuro de siaj respondecoj. “Tio fareblas, do provendas” – tiu novsciencisma maksimo multe pezas en tiuj negativaj bildoj pri ilia scienco, pri kiuj ili poste miras. Linio de esploro, kies homa kosto, antaŭ ajna eventuala terapia rezulto, estus la eksplodo de ovocitmerkato, ne povas esti konsiderata kiel etike nenoca.

Nu, al tio aldoniĝas, ke eĉ la fareblo mem de tiuj terapioj povas levi pravajn dubojn, kiuj donas tute alian dimension al la etika rezervo. Sen eĉ paroli pri la gravaj teĥnikaj malfacilaĵoj, kiujn la provoj ĝis nun renkontis – tiun de la orientado de la ĉelaj diferencigoj aŭ tiun de la kontrolado de tumor-risko. Ni supozu ĉi tiujn transpaŝitaj: vera grandiĝo de la terapioj per embria klonado tiam signifas, laŭ diroj de la specialistoj, ke la kuracado de ĉiu paciento postulos ĉiufoje la klonadon de konvenaj embrioj: koste de multaj provoj uzante multnombrajn ovocitojn – poste la longtempaj procedoj por konfirmi, ke la ĉeloj akiritaj de ili havas reale la potencialojn kaj la nenocecon postulatajn – proceduroj

74 Post la revizio de la franca leĝo de 1994, aplikdekreto datita de la 7-a de Februaro 2006 difinis la kondiĉojn, sub kiuj en Francio estas de nun permesata la esplorado sur la homembrioj kaj sur praĉeloj kiuj povos esti elprenitaj de ili.

renovigendaj laŭ la kvanta nivelo de centmiloj da pacientoj … "Tiu entrepreno, povas skribi la genetikisto Axel Kahn, aperas tiel troa, tiel malŝparema pri ovocitoj, tiel longa kaj tiel multekosta, ke ĝi vere havas neniun ŝancon iam fariĝi kredinda terapia metodo proponebla al signifa nombro de pacientoj."[75]

Kaj sekve, ĉu la resonado mem, kiun havas la nommaniero "terapia klonado", ne ŝargiĝas per novaj harmonaĵoj? Kreante tiun promesplenan nomon ĉe la transiro de la dudeka al la dudekuna jarcentoj, ĉu la britaj genetikistoj ne montris semantikan sagacon fakte tre similan al tiu, kiun ilia invento de la koncepto de "antaŭ-embrio" ("préembryon") jam reflektis, termino ĉefe komunikema, respondeca por diri al ĉiuj, sub la aspekto de pura scienca fakteco, ke ĉio, kion ni entreprenos ĉe homaj embrioj aĝaj malpli ol dek kvar tagojn, devas ĝui plenan etikan imunecon? Esprimi pri "terapia klonado" – kaj koncernante seriozajn malsanojn, pri kiuj la publika opinio estas prave tre sentema – ĉu tio ne signifas iom similmaniere rekomendi sin kiel portanton de afero simbole tiom neriproĉebla, ke, eĉ dum foresto de konvinkaj rezultoj, ajna principa kontraŭargumento ŝajnas esti maldeca, kulpa ajna publika prokrastado, reakcia ajna etika kontesto?[76]

Tia klimato ne plu lasas sufiĉan spacon por serena taksado. Kaj ĉu la afero Hwang Woo Suk ne montras, sub supernorma pligrandiĝo, kion tiam povas subteni scienca entrepreno, kies principa praveco, komence senduba, iom post iom liberas sin el ĉia ebla diskuto: personaj ambicioj, naciaj pasioj, ideologiaj fantazioj, financaj interesoj, ĝis la nekontestebla morala drvado?

---

75 Bioéthique et liberté [Bioetiko kaj libereco], v.c.,, p.90.

76 Dum la tago de malfermitaj debatoj organizita la 24-an de Marto 2001 de la Bioetika Komisiono de la Komunista Partio, unu el la francaj esploristoj plej elstaraj en la kampo de klonado por terapia celo impete atribuis la etikajn rezervojn, kiujn ni esprimis, al tia malnova sanktigemo de tiuj, kiuj neniam vere akceptis la abortigon – ĉiu taksos la trafecon de tiu diro celante partion, kiu multe penegis favore al la leĝo Veil, kaj ĝiajn membrojn, kiuj ankoraŭ hodiaŭ konstante batalas kontraŭ la malhelpojn al ĝia aplikado – kaj mi aldonu: de intelektuloj, kiuj tutevidente pensas kun Markso ekster ajna metafisiko.

Denove: kio estas la embrio, kaj kio estas la etiko?

Tamen ne estus malpli skandale, se la arbo de la kruda fraŭdo kaŝus la arbaron de la honesta scienco – tiu risko ne estas nula. Tiurilate, ĉu oni sufiĉe esprimas samtempe la gravecon kaj la viglecon de la tradicioj de scienca esplorado tiom etike atenta kiom materie neprofitema? Sed oni ne povas ne vidi, ke la nuna evoluo de la kondiĉoj mem de la esplorado multmaniere agresas tiun esencan heredaĵon. Kaj, en la rubriko de tio, kio profunde estas malstabiligata, troviĝas, apud teoriaj sintenoj kaj praktikaj aliroj, multaj etikaj reprezentoj. Pripensi hodiaŭ la klonadon nomatan "terapia" tiel kondukas nin plian fojon al la demando pri la statuso de la homa embrio kaj ĝia filozofia bazo – la koncepto de homa persono.

Kiam oni legas diversajn skribaĵojn pri la temo, oni vidas ke estas konsiderata kiel aparte senbaza nomi *embrio* tiun ITN-ĉelon produktitan per nukle-transigo en ovociton, kion postulas tia klonado. Ĉar ĝi ne rezultas el kunfandiĝo de gametoj, kiel tiu, kiu okazas en ĉia ajn seksa generado, tiu ĉelo estus, el *biologia vidpunkto*, io tute alia ol embrio, kaj do ankaŭ ne povus esti tuŝita de la modulata devo de respekto kiu estas ligita al tiu embrio. Nur se la ĉela artefaritaĵo, la pseŭdo-embrio, kiu estas la ITN-ĉelo[77], estus translokita en uteron por tie kreski cele al naskiĝo, ĝi devus esti agnoskata kiel embrio. Ekskludante laŭlege la eblecon de tia translokado, oni malpermesus do ĝian transformiĝon al embrio. Resume, tiu ĉi nova konceptado tuj vanigus la unuan etikan kontraŭdiron kutime uzatan kontraŭ la sciencaj esploradoj ĉi tie ekzaminataj.

77 ITN-ĉelo: En Interreto troviĝas, angle, la titolo de esploraĵo: "Penetrado de kontraŭmelanoma imuntoksino (ITN) en sferioidojn de multĉela tumoro (MTS) kaj ĉel-mortigaj efikoj": [sekvas la aŭtoroj]. (1696 Penetration of Anti-Melanoma Imnunotoxln (*ITN*) Into Multicellular Tumor Spheroids (MTS) and *Cell* Kill Effects: T. Klkuchl, T. Ohnuma, L.E. Spltler, R. Gordon, J.F. Holland and E.M. Greenspan, Depts. of Neoplastic Diseases and ...). -vl

Ne dubindas, ke la nunaj eksterordinaraj vancoj de la scioj kaj de la teĥnikoj aliigas, je nivelo certe ne bone mezurita ĝis nun, la apermanieron de la unuaj momentoj de la homa vivo, kaj ke tiuj avancoj postulas embarasan redifinon de niaj kutimaj konceptoj en tiu kampo. Tiusence ŝajnas tuj konvinka ke, *el biologia vidpunkto,* la ITN-ĉelo neniel devas esti konfuzata kun embrio. Ĉu de tio rezultas ke, el *etika vidpunkto,* aŭtomate okazas same?

Tio tute ne estas memevidenta. Ni revenu al la maniero pri kiu, en la okdekaj jaroj, estiĝis la konsento de la CCNE tra multaj interkonsiliĝoj kaj diskutoj: se la embrio devas esti konsiderata kiel objekto de respekto, la sola, sed decida kialo estas ke, el tute laika vidpunkto, ĝi enhavas *potencialon de disvolviĝo en homan estulon.* Ĉu la plurkapablaj[78] ĉeloj, ĉi-tie diskutataj, produktitaj per nukle-transigo, posedas, eĉ nerekte, jes aŭ ne, tiun plurkapablecon konduki al homa naskiĝo? Ŝajnas ke, sub certaj kondiĉoj, tio eblas. Pro tiu kialo mem, multaj aldonas al la kialoj kondamni la klonadon nomatan terapia, la fakton ke ĝi rekte malfermus la vojon al reprodukta klonado. Do se ĉi tiu ĉelo povas sub certaj kondiĉoj kreski ĝis naskiĝo, *etike* ĝi do devas esti traktata *kiel embrio,* kvankam *biologie* eblas kontesti ke ĝi estas tia.[79]

Ĉi tiu punkto tre gravas en la vigla debato pri la klonado nomata terapia. Ĉu ekskludi ke ĝi devenas de la instrumentigo de embrio konsidereblas kiel pruvanta, dum la demonstro baziĝas sur glitado de unu registro al alia – de la biologio al la etiko – en la difino de la embrio? Kaj ĉu ni povas akcepti la ideon, kun pragmata resono, ke la pridiskutata ĉela artefaritaĵo povus esti konsiderata kiel embrio nur se ĝi estus translokita en uteron – ĉu la glaciigitaj supernombraj embrioj estas malpli embrioj, kiam ili ne plu estas la objekto de gepatra projekto? Tio, kio tie ŝajnas esti kontestata, estas nenio malpli ol esencaj akiritaĵoj de la

---

78 France: *cellules multipotentes*. -ft

79 Do tio ne koncernas la artefaritajn ĉelojn kapablajn produkti embriajn praĉelojn sed ne kapablajn kreski ĝis disvolviiĝi en homan estulon. Por profunda diskuto pri la temo ĉi tie diskutata, estus atente taksenda la argumentadoj de Henri Atlan favore al la ideo, ke la ITN-ĉelo ne estas per si mem embrio, argumento, kiun li skizis en kolektiva libro. "*La homa klonado*", Le Seuil, Parizo, 1999, p. 36-37, kaj kiun li pli detale disvolvas en "*La artefarita utero*", Editions du Seuil, Parizo, 2005, p. 58-64 kaj 73-77.

pensado pri la bioetiko, almenaŭ tia ellaborita de la CCNE. Se ni sekvas tiun pensdirekton, tiam tio, kio starigas la etikan devon, kuŝas ne pli en la nura objektiveco de la aĵoj ol en la subjektiveco de la normoj, sed fakte en la efektiveco de la maniero trakti "ĉian ajn homon kaj la integran homon", kiu animas, eĉ se nur implicite, niajn elektojn kaj niajn agojn.

Laŭ tiu vidpunkto, oni ne povas decidi, ĉu la pridiskutata ĉelesplorado estas aŭ ne etika, nur ekde la propraĵoj, kiuj biologie diferencigas de embrioj tiujn ĉelojn, dum en ambaŭ kazoj temas pri potencialeco – eĉ se tre malgranda – de homa estulo: tiel decidi estus riski komenci malsuprigan deklivon de la metodo laŭ principo. Ke tia risko ligeblas kun elpaŝo favora al la klonado je terapia celo, tio estas kialo ne malgrava por esti tre atentema pri ĝi. Siavice, dum ĉi tiu nova epoko, en kiu la eksploda Hwang-afero ŝajnas enkonduki nin, ne malprobablas ke la esplortitolo de "terapia klonado", kies fortuno ĉe la amaskomunikiloj estis kreskanta ĝis la fino de 2005, cedas pli aŭ malpli radikale la ĉeflokon al la titolo "scienca klonado", kiu, se la vortoj havas signifon, certe ne signifus la baldaŭan forlason de ĉia kuraca celo, sed la revenon al la supera rango de fundamenta esplorado tiel klare postulatan de la miriga noveco de la kontinento, en kiun la klonado de Dolly enirigis nin. Tiusence jam de antaŭ pluraj jaroj parolas sciencistoj, kiel la granda franca specialisto pri klonado, Jean-Paul Renard. Emfazante en artikolo verkita kun filozofo[80], "la amplekson de la aktualaj ŝanĝoj en la biologiaj datumoj pri la unuaj momentoj de la vivo", do ankaŭ la amplekson de la demiurgaj eblecoj kaj de la etikaj respondecoj, kiuj ekaperas ĉe la rando de universo, kies esplorado ĵus komenciĝis, li konkludis, ke malpermesi la esploradon *kun kogna celo* en tiu areo vere ne estis farenda, kaj li aparte insistis pri la duobla garantio, kiun alvokis, laŭ sia opinio, tia esplorado: la strikta kontrolado de "la ago mem de translokado de embrio en patrinan uteron", kiu restas "decida", kaj "la akra distingo inter sciaj vetaĵoj kaj ekonomiaj vetaĵoj".

Ĉu tiu lasta punkto ne tuŝas la plej decidan el tiu problemo? Kun la praktiko de klonado sendube pli ol iu alia biomedicina novigo ĝis nun, ni eniras en la nekredeblan epokon de mastrado pri la ecaro mem de la

80 Jean-Paul Renard kaj Jacques Bonniot de Ruisselet, "La homa embrio fronte al la esplorado" *Le Monde*, 5-an de Julio 2003, p. 14.

vivantaj estaĵoj, inkluzive de ni. La *homo sapiens sapiens* atingas la regadon de sia propra konstitucio. Tiel ni plene alfrontas ĉi tiun solenan demandon, kiun en 1987 mi kredis povi tiel esprimi en la raporto de la CCNE pri la respekto al la homa persono: *kia homeco ni volas esti*? Kaj fronte al tiu abrupta demando pri nia estonteco kiel civilizita specio: tra kia socia proceduro estos farata respondo por plej bona aŭ plej malbona solvo? Ĉu per bioteĥnologia konkurado, sen ia ajn fidindo nek regulo por la patentita eltrovo, por la nerespondeca prodaĵo, por la amasinforma brilego, por la ŝprucado ĉe la pinto, ĉio subtenata de la borsa frenezo kun ĝia obsedo pri ducifera profitkvoto? En tio ni staras ĝis la kolo – ĝis la apero de tiu fundamente perversa logiko de la Hwang-afero.

Aŭ ĉu necesas ripeti kiel Ejnŝtejno matene post Hiroŝimo: "Ni vere ne rajtas fari ion ajn" – kaj kune, revolucie, komenci tiri el tio ĉiujn konsekvencojn? Tute klare, la difino de la persono ne estas simpla afero de fakto aŭ eĉ de rajto: ĝi estas homa tasko, kiu, pli ol iam, koncernas nin ĉiujn.

Respekti la homon laŭ lia estonteco

[Ĉi tiu artikolo aperis en *L'Humanité* de la 12-a de Marto 1987, kiam la Vatikano ĵus publikigis "ordonon" ellaboritan de la Kongregacio por la Doktrino de la Kredo pri la teĥnikoj de artefarita generado. Opiniante ne tute same kun la esprimata orientiĝo de *L'Humanité*, mi proponis al ĝi tiun ĉi tekston prenante iom malsaman pozicion, kiun la ĵurnalo konsentis eldoni.]

Ke la Vatikano estas radikale malamika al la seksaj rilatoj ekster geedzeco same kiel al la modernaj metodoj de kontraŭkoncipado kaj al abortigo, ne estas malkovro. La invento en ĉi tiu kvardekpaĝa dokumento estas, ke en la nomo de la rifuzo de ajna disiĝo inter generado kaj seksrilato kaj de la aserto ke la animo ĉeestas en la embrio ekde ties koncipiĝo, la Vatikano malakceptas – eĉ kun nuancoj en la kondamno – ĉiujn teĥnikojn de fekundigo in vitro, eĉ kiam la ovulo de la edzino estas fekundigita per la spermo de sia propra edzo. Katolikaj ne fekundaj paroj, kiuj spertis aŭ esperas sperti la ĝojon havi infanon danke al la F.E.V.T.E.[81] estas tiel forĵetataj al la flanko de tio, kion la ĉefpastra moŝto Lustiger nomis en artikolo de "Le Monde", kiu komentas la roman dokumenton, "malprogreso al la pagana naturalismo". Eĉ se mi surprizos aŭ eĉ ŝokas tiujn, kiuj vidos tie simplan novan ilustraĵon de la reakcia karaktero de la nuna *Magisterium* de la katolika eklezio, mi diros ke mi neniel estas ŝokita de la etika atentemo, kiun tiu teksto manifestas rilate al la fundamentoj mem de la homa estaĵo, kaj kiu firmiĝas el diversaj penskampoj – la "Mi haltas!" de Jacques Testart ne estis motivita de kristana kredo[82] [3] –, tre postulemaj kritikaj demarŝoj en la afero. Ĉar fakte ekzistas ja mulKio estas la homa persono?taj gravaj demandoj. Konsideru la ekzemplon de la ebleco determini laŭ sia kaprico la sekson de la naskonta infano. La unua impulso estas diri al si: kion malbonan tio farus tie? Ĉu tio ne estas nova libereco, ne estas nova homa progreso? Tre nepensita respondo, precipe ĉar en la aktuala pensmaniero en multaj landoj – enketoj montris tion – plimulto de homparoj, en ĉi tiu kazo, elektus havi unue knabon. Do tio, kio restas profunde malegaleca vizio pri la du seksoj povus enradikiĝi dum pluraj generacioj en la demografio. Bela progreso, ĉu ne? Sed ni iru pli al fundo de la aferoj. Regado pli kaj pli perfekta de la generado povos eviti multajn tragediojn kaj suferadojn, sed ankaŭ kapablas serioze atenci la liberecon de la naskontaj infanoj forprenante de ili tian konsistigan parton de la hazardo, kiu estras ilian koncipiĝon kaj antaŭŝirmas ilin esti la pura "afero" de siaj gepatroj. Transpasi facilanime de la homa generado al normigita produktado de infanoj, ĉu tiu perspektivo ne entenas ion teruran? Tial, kiam mi vidas vatikanan dokumenton laŭvice kaj siamaniere averti kontraŭ la grava danĝero de glito al eŭgenikismo kaj al aĵigo de la persono, la marksisto, kiu mi estas, tre kunsentas. Pro tute alia materiisma alproksimiĝo, mi same reagas. La biomedicina revolucio estas profunde miriga aventuro de nia tempo. La gajno de libereco, kiun ĝi promesas, proporcie pliigas nian respondecon. Kion ni efektive volas fariĝi kiel homeco? Por fari

81 FEVTE: Fekundigo En Vitro kaj Translokigo de Embrioj.

82 En Septembro 1986 la biologo Jacques Testart – scienca "patro" de la unua franca provtub-bebo Amandine – lanĉis bruegan "mi haltas" por esprimi imprese sian tutan malakordon kun devojiĝo de la esploroj pri naskigo al la fabrikado de normigitaj homaj produktoj.

tiun esencan demandon, ni neniam estos tro multaj. Mi ne plu povas konsenti tie, kie, en la nomo de tiuj tre realaj riskoj, kiujn nepras forteni - kaj iujn, per legaj malpermesoj – la dokumento kontraŭstaras al la principo mem de tiuj biomedicinaj progresoj kiel neakceptebla malobeo al la ordo volita de Dio. Ni klarigu: la F.E.V.T.E. estas hodiaŭ kondamnata kaŭze de la sama proceduro kiel hieraŭ estis kondamnita la leĝo pri abortigo. Kaj estas ankaŭ klare videbla, ke la temo de abortigo restas fundamenta laŭ la Vatikano: en ĝiaj finaj paĝoj, la “ordono” ne hezitas alvoki la publikan opinion kaj la politikistojn agi '”por ke estu reformataj la morale neakcepteblaj civilaj leĝoj”. Kiu komprenas tiu atentas! Nu oni volus povi diri tion sen iun vundi – tiu roma pozicio, kiu fine kondamnas ĉion de abortigo ĝis la F.E.V.T.E, baziĝas sur trompo. Ĝi apogas sin ja sur la argumento ke, ekde la eniro de la spermo en la ovulo, ekzistas reale animo kaj do persono. Tiu tezo ŝajnigas ne scii la fakton, ke 50 ĝis 70 elcentoj de la embrioj estas nature evakuitaj antaŭ sia eventuala enplantiĝo post unu semajno?[83] Ĉu oni devus diri, ke Dio mem rifuzas “lasu ilin vivaj”? Tiu nekontestebla kontraŭdiro inter la teorio de la “tuja animado”[84] kaj la biologiaj faktoj estas lojale rekonata de multaj katolikoj. En ia numero de la revuo *Projekto* dediĉita al la generadscienco[85], la teologo Xavier Thevenot skribas: “Ĉu ne estas teologie malkvietiga scii, ke pli ol duono de la fekundigitaj embrioj en la utero estas sponte forpelata sen ke eĉ la patrino tion rimarkas?” Ankaŭ sciema pri kiu estas tiu homaĵo, kiu havas nenian aktivecon de konscio, aŭ kiel konsideri la embrion kiel personon kiam, ĝis la dekkvara tago, ĝi povas esti disigita en du ĝemelojn, li finis: “jen estas demandoj, al kiuj la propagandantoj de la teorio de la tuja animado miascie neniam respondis.” La vatikana dokumento ne respondas pli. Tie kuŝas, laŭ mi, detrua manko en ĝia argumento. Ekde tiam, ĉu taŭgas vidi, kiel kelkaj materiistoj, en la embrio nur amason de ĉeloj, materialon, per kiu oni povus fari ajn

83 Notinde pro kromosomaj aberacioj.

84 La formulo estas ĉi tie prenita tiel, kiel ĝi estas uzata de pli ol unu katolika verkinto, en maniero, kiu ne estas origine lia (tiu de infuzaĵo de la animo senpere de Dio en la embrion) kaj kie “tuja” signifas *senprokraste*, tio estas ekde la unua momento de la konceptado.

85 N-ro datita Septembro–Oktobro 1985.

ion? Tute ne, laŭ mia opinio. Ekde la koncipo, ekzistas biologie *potencialeco de homa persono*[86] kaj sekve, morale, en la vortoj precize selektitaj de la Nacia Konsulta Komitato pri Etiko, *potenciala homa persono*, kiu postulas konvenan respekton. Kiam oni malrespektas, laŭ la dogmo, sed kontraŭe al la faktoj, la distancon, kiu disigas potencialan hompersonon kaj realan hompersonon, oni forlasas la veron por doni al la postulo de respekto al la persono malvastan sencon, laŭ mi ne pravigeble. Finfine en la tuta demando temas pri tiu tutmonda vizio, kiun s-ro Lustiger esprimas, kiam li skribas, en tono de malaprobo: "Homo estas tentata esti la kreinto de sin mem". Mi ne povas reteni min respondi: tio ne estas malbona tento, sed ĝi estas fonda donitaĵo de la homaro! Kiel homa gento kaj ne plu simpla besta specio, la homaro plene faris sin mem, ekde la unua tajlata ŝtono produktante siajn vivkondiĉojn kaj tiel, sian historion, sian kulturon, eĉ sian personiĝon. Rifuzante agnoski tiun ĉefan antropologian realaĵon, la *Kongregacio por la Doktrino de la Kredo* faris el la respekto al la homa estaĵo valoron esence konservativan kaj el la biomedicinaj antaŭaĵoj promeson de hororo. Pro tio la impreso, ege ŝoka por mi, kiam mi legas tiun dokumenton kaj la oficialan komenton de s-ro Lustiger, ke la granda malamiko de la etiko estas la scienca progreso. Nu, sen neniel idealigi ĝin, necesas diri energie la grandegan ŝancon, kiun ĝi reprezentas por ĉiuj virinoj kaj ĉiuj viroj por gajni pli da libereco, da digno kaj finfine da homeco.

Mi iros ĝis la fino de mia pensado. Mi estus feliĉa, se mi estus vidinta tiun energion, uzatan en la katolika dokumento por vipi tiujn medicinajn progresojn, aplikatan por denunci la rolon de la mono. Finfine, ĉu "la scienco" produktas monstraĵojn kiel la vendon de reno de brazilaj senlaboruloj, aŭ la nunan surmerkatigon de "necesuĵoj de embrioj" aŭ la komercon per miloj de sudkoreaj fetoj, de kiuj parto estas destinita al timigaj esploroj pri iloj por biologia milito ĉe Fort Dietrick en Usono? Ĉiuj, kiuj sufiĉe konas la temon,

86 Formulo, kies ambigueco bone markas la daton, kiam tiu artikolo estis skribita – Marto 1987. La potencialeco, kiu karakterizas ĉi tiun biologian estaĵon, kiu estas la embrio, estas la potencialeco doni estaĵon mem biologian – estaĵon homan. Paroli tie pri persono estas malĝuste miksi la biologian ordon kaj la etikan ordon. Tiun konfuzon oni ne plu renkontas en la tekstoj de la CCNE – nek en miaj – post 1987.

konsentas: unuavice mono putrigas ĉion. Se estus denuncenda ia "novpaganismo", ĉu ĝi ne estus tiu varigado, kaj tiu financigado universala, kiuj estas hodiaŭ la oficiala etiko de la kapitalisma mondo? Vatikano ne eraras, mi pensas, voli forte impresi la spiritojn, sed ĝi ne strebas al la reala celo. Ĉi tie estas laŭ mi la profunda malforto de morala alproksimiĝo, kiu, en sia motivo, mi ripetas, estas ĝustatempa kaj kiu ŝajnas al mi esti protektinda kontraŭ la malnovaj refleksoj de la kontraŭklerika mokado. Kion mi ne akceptas en tiu dokumento, tio estas certe ne la altnivela zorgo pri la homa persono, kiun ĝi alvokas, sed male, ke tiu zorgo ankoraŭ ne estas sufiĉe alta, ĉar ĝi rifuzas vidi, ke nia humaneco ne estas anticipe donita al ni, sed ke ni devas konkeri ĝin sencese plie tra kreskanta respondeco. Tie kiel aliloke, tion kion multaj katolikoj sendube povas bedaŭri ne sensi, estas la blovo de reala teologio de la homa liberigo. Respekti la homon, tio ne estas kroĉiĝi al natura aŭ socia nuna stato, tio estas agi kun atentemo kaj kuraĝo por sia *pli granda homa estonteco*[87].

Sano, etiko kaj financ(ad)o

[Tiu ĉi teksto estis publikigita en la *Revue d'économie financière* ["Revuo de financa ekonomio"], n-ro 34, aŭtune de 1995, numero pri la temo "La financado de la sano".]

Ĉu oni sufiĉe pridubas pri la proksimigo – antaŭ nelonge nekutima, nun devigata – inter tiuj du vortoj elvokivaj de ordoj de valoroj tiel malproksimaj unu de la alia: sano kaj financado? Ĉu oni sufiĉe mezuras la problemojn, kiuj estiĝas per la simbiozo pli kaj pli intima inter tiaj du aliroj de la socia vivo kaj de la homa ekzistado, disaj laŭ kelkaj vidpunktoj? Se la kontribuo de filozofo povas havi iom da utilo inter fakaj kontribuoj dediĉitaj al la financado de la sano, tiam certe tiun: klarigi tiurilate maltrankvilon, kiu ŝajnas vekiĝi en ĉiuj. Ni komence flankenmetu la prapatran formon de tiu

87 Aŭ, per alia traduko: por sia pli granda estonta homiĝo. -ft

angoro, kiu certe ne povas hodiaŭ eskapi el la decida imputado de arĥaismo: tiu, kio devenas el la etikaj-religiaj kulturoj, kie mono estas metafizike identigita kun la Malbono.

Maltrankvilo tiel motivata estas evidente sen rimedo en la ekonomia ordo. Fronte al la populara aforismo: ”Sano ne havas prezon” tiom ofte estis respondita, kaj en maniero tiel malmulte kritikinda: “sed ĝi havas koston”, ke iu ajn plia interŝanĝo de argumentoj estus superflua. La maltrankvilo, kiun tie ni serioze konsideras, estas de alia kvalito. Ĝi sincere akceptas, ke la ekonomio de la sano estas masiva kaj neevitebla realaĵo de la nuntempa mondo. Sed konsideri kiel efektivan la interrilaton de la saneco kaj de la ekonomio ne signifas supozi ke tiu interrilato estus apriore ŝirmata kontraŭ ajna esenca kontraŭdiro. Kaj se okazas, ke efektive ĝi ne estas tia, ĉu alporti reale plej bonajn solvojn al realaj problemoj ne postulos transpaŝi ilian aktualan ekonomian kadron? Inter la superdimensio de la metafizika akuzado kaj la dimensio eble malvasta de pura teĥnika alĝustigo, estas loko por filosofia ekzamenado de la eventualaj malkongruoj inter financaj logikoj kaj sanaj logikoj, ekzamenado kapabla konduki al utilaj strategiaj direktoj. Tia ekzamenado ne estas hodiaŭ sen motivo. Ĉar necesas agnoski, ke la problemo mem de la financado de la sano nun trudiĝas en kunteksto, kie la trankvilo ne plu estas akceptebla. Oni ofte diris, ke ekde Hiroŝimo la scienco definitive perdis sian senkulpecon. Sen redukti unu al la alia, ĉu ni ne povas same diri pri la rilatoj inter sano kaj mono post monda dramo kiel la infektado de la transfuzatoj? Ni lasu flanken la kverelon pri la komparaj mankoj de la publikaj kaj privataj regadoj en tiu terura afero – cetere la unuaj estas sufiĉe penetritaj hodiaŭ de certaj kriterioj de la duaj. Gravas la ripeta konstato, ke financa racieco kaj efikeco de la sano povas pli aŭ malpli radikale disharmonii. Tial ilia rilato postulas trian elementon, kiun la ekonomio de la sano ŝajnas tro malofte konsideri: la etikecon de la preferoj, sola garantio de ilia optimumigo en la plena senco antropologia kaj civiliza de la vorto.[88]

88 La ideoj ĉi tie prezentitaj estas pli plene prezentataj en mia libro *Pour une critique de la raison bioéthique* [“Por kritiko de la bioetika racio”], Odile Jacob, Parizo, 1994, precipe en la lasta ĉapitro, “La aferoj de mono”.

Ankaŭ la etiko havas koston

Ekde kiam la sano – biomedicina esplorado, politikoj de publika sano, la hospitalaj agadoj, la socia protekado ... – mobilizas tre grandajn ekonomiajn resursojn, la logikoj de financado, kaj aparte la imperativo de optimumigo de la efikoj, decide pezas sur la mastrumadaj decidoj. El la vidpunkto, kiu nin koncernas, la ŝlosila demando tiam estas scii, kion oni decidas situigi, aŭ ne, inter la ĉefaĵoj, kiujn la financado devas enigi en la kalkulon kaj kun kia pezo. Sed ni notu ĉi tie ĉefan donitaĵon: same kiel la ceteraj dimensioj de la sano, ĝia etiko havas koston. Strange, dum la ekonomia scienco dum longa tempo kritikis, ne sen kialo, medicinan humanismon, per la argumento, ke tiu volas ignori la koston de sano, ĝi mem ŝajnas esti longtempe ne kompreni – kaj tro ofte ankoraŭ hodiaŭ ignori –, ke tiu kosto devas inkluzivi tiun de la etiko sub minaco de severaj difektiĝoj por la esenco mem de la financenda aktiveco.

La sangtransfuzo estas bona ekzemplo de ĉi tiuj eblaj difektiĝoj. Sen ajna dubo la nepageco de la libervola donaco estas kondiĉo certe nesufiĉa, sed necesa, de kolekto de sanga plasmo, zorga pri redukti sanajn riskojn, ĉar ĝi multe pliigas la ŝancojn akiri specimenojn konformajn al la kvalitaj normoj. Sed same estas certa, ke la uzado de ne pagataj donacantoj paradokse kondukas al plia kosto, ĉar tiu etika regulo estas obstaklo por planita – do ŝpariga – uzo de la multekostaj aparetaroj por plasmoferesio. Kiel estas konata, la zorgo pri ŝparado en la afero – ĉu en profitsistemoj kiel en Usono, kun kolektado de pagata plasmo el medioj, kie oftas la riskaj kondutoj, ĉu en neprofitiga sistemo kiel principe en Francio, kun la katastrofa kolektado ĉe malliberejoj – estis unu el la ĉefaj kaŭzoj de infektado ĉe dekmiloj da transfuzanoj per la aidosa viruso. Ĉi tiu ekzemplo havas ĝeneralan valoron. La celo, perfekte pravigebla en sia ordo, de kvanta optimumigo de la efikoj de la financado riskas konstante havi kiel reverson kvalitan difekton de la realaj rezultoj, kaj tre preter ilia videbla rondo. Tiel, eĉ en lando kiel Francio, kie la neaĉetebleco de la homa korpo estas jam dum jardekoj publika akiritaĵo, estas kutime ke oni pagas al sanaj volontuloj, kiuj volonte akceptas partopreni en terapia eksperimentado, pro la samaj kialoj de administra efikeco kiel en la afero de sang-transfuzo. Nu, tiu evidenta escepto al etiko havas konsekvencon tute ne etan, kiel ofte oni kredas. Ĉar la kompenso nur tradukas en financajn terminojn filozofion de eksperimentado, kie la volontulo tute ne estas kunaganto kun la instiganto de la provo, sed lia dungito. Alivorte, tia kompenso koheras kun la projekto de esplorado ĉe la homo konsiderata kiel objekto kaj ne kun la homo instigata kiel subjekto. Nu la kontrasto, biomedicina same kiel etika, inter la du intencoj povas esti grandega.

Tiel, danke al longaj klopodadoj, la internacia asocio de la familioj, kiuj luktas kontraŭ tiu terura genetika Huntington-malsamo, sukcesis aŭdigi al la esploristoj la vidpunkton de la pacientoj pri sia propra problemo, do precize, konverti negocan eksperimentadon pri homo en partneran eksperimentadon kun la homo, kie la komplekseco de kunlaboro anstataŭas la facilajn rimedojn de kompensopago kiu sendevigas aŭskulti la peton: tiel la tuta scienca kaj prisana metodo estis kondukita al tre feliĉa kaj profunda ŝanĝiĝo.[89] Ni povas tie klare vidi, kiel ekonomia traktado tro limigita al financado de la sano riskas cenzuri, sen eĉ tion rimarki, esencajn aspektojn de la problemoj kaj tiel ekskludi ilian solvon [per evito de tro alta enŝuldigo -vl]. Ofte oni kredas antaŭeviti tiujn efikojn de cenzuro per tio, ke oni emfazas la gravecon de la "ekster-ekonomiaj aspektoj" de la sano. Tiu bonintenca formulo tamen povas iri kontraŭ la dezirata celo. Ĉu ne reliefigi male la fakton, ke precize neniu el la etikaj kaj antropologiaj dimensioj de la sano povas kaj devas esti konsiderata kiel "ekster-ekonomia" kaj, tiel formetita en tiujn "eksteraĵojn", pri kiu rigora financado ne devus zorgi? Se ni komencas akcepti, ke la etiko estu metita ekster la ekonomion, ĉu tiam ni povas esti surprizataj, ke la decidoj de ĉi tiu ekonomio povus meti nin ekster la etikon? En artikolo ofte konsiderata kiel fondinto de la ekonomiko de la sano, Kenneth Arrow emfazis la fundamentajn specifecojn de tia kampo rilate al la plej multaj aliaj ekonomiaj

89 Cf. tiurilate Gwen Terrenoire, "Dépistage présymptomatique de la chorée de Huntington et respect de la personne ["Antaŭsimptoma eltrovado de la Huntington-malsano kaj respekto al la persono"], en Simone Novaes (sub la direkto de), *Biomedicino kaj estontigo de la persono*, Le Seuil, Parizo, 1991.

sektoroj: "*la kutimaj meĥanismoj, per kiuj la merkato provizas la kvaliton de la produktoj*, li skribis, *funkcias nur tre malforte en la sansistemo. Pro tio, tiom gravegas la etika doktrino de la kuracistoj mem. La kontrolon ordinare faratan de informitaj konsumantoj anstataŭas la internigo de la valoroj fare de la profesiuloj.*"[90]

Ĉu ne taŭgus eĉ plu pensi en tiu direkto? Verdire, ĉu ne la tuto de la economika alproksimiĝo al la sano devas esti alvokita al pripensado pri tiu "sponta" dispartigo de ĝia objekto, kie oni senhezite preterlasas la etikan realaĵon de la subjekto – tiel ke tiam ne malgrandas la risko financi riparajn aktivecojn ĉe la homa maŝinaro pli ol la homan sanon en la plena senco de la termino? Nova ekzemplo helpos mezuri la amplekson de tia distingo. En studaĵo pri la ekonoma pritakso de elserĉado de kromosomaj anomalioj kiel la trisomío 21, la aŭtoroj pridubas la "strikte produktivan vidpunkton" laŭ kiu estus tutevidenta ke la serĉenda socia celo estas la abortigo de la tuŝitaj fetoj. Supozante sen ekzameno "ke la vivo de trisomia infano ne havas pozitivan valoron por ĝi mem, por ĝia familio kaj ĝenerale por la socio", oni evitas konsideri la individuajn kaj kolektivajn preferojn en la afero, "dum tia rekono supoze estas la fundamento de la ekonomia analizo".[91] Ĉi tiu rimarko longdistance lumigas.

Ĝi aperigas la amplekson kaj kelkfoje la gravecon de la implicitaj postulatoj de alproksimiĝo kie sano estas konsiderata 'ŝparende', t.e. ke oni ne sufiĉe zorgas pri la etikaj kaj antropologiaj implikaĵoj de

90 Kermeth Arrow, "Uncertainty and the welfare economics of medical care" ["Necerteco kaj la ekonomia bonstato de medicina prizorgado", American Economic Review, 1963, 53, p. 941-7 3. – Pri tiu temo vd. Jean-Paul Moatti, Valérie Séror kaj Catherine Le Galès, « *L'évaluation du dépistage prénatal des anomalies chromosomiques: l'économie au secours de l'éthique*?" ["Medicina etiko, sana ekonomio: la implicitaj elektoj" en Réalités industrielles (Annales des Mines), Julio-Aŭgusto 1991, p. 74-80.

91 Jean Paul Moatti, Séror Valerie kaj Catherine Le Gales, "*L'évaluation du dépistage prénatal des anomalies chromosomiques: l'économie au secours de l'éthique*?" ["*Taksado de la antaŭnaska elserĉado de kromosomaj anomalioj: ĉu la ekonomio helpa al la etiko?"]* En *Prévenir*, en n-ro 22, 1-a duonjaro 1992, p. 141.

la proponataj decidoj. Tiurilate, la nediskutebla aksiomo de la “kosto de sano” povas fariĝi fundamente dubinda, se ĝi kovras la postulon ke ajna ekonomia prefero pri sano estas reduktebla al bilanco inter elspezoj kaj gajnoj. Ĉar per tia postulato oni eksigas, sen eĉ vidi ĝin, la fakton ke kelkaj opcioj povas esti etike malpermesataj – kiel la forvendo de stokoj de infektitaj sangproduktoj. Tie leviĝas esenca filozofia demando: ĉu la financado de la sano povas estiĝi sur pure utilisma metodo de maksimigo de gajnoj kaj minimumigo de perdoj, kie la akcepteblo de solvo estas reduktata al nivelo de simpla kalkulo de profitigo? Ĉu estas permesebla tiom ignori la profesian dimension de la etiko, pro kio, almenaŭ en civilizita socio, iuj farmanieroj estas fundamente neakcepteblaj, tio estas ke, se paroli en terminoj de kostoj, ilia civiliza nerekta kosto estas sen komuna rilato kun ilia rekta ekonomia kosto? Laŭmezure kiel la ekonomio de la sano kelkfoje ŝajnas ne kompreni tion, ĉu konvenas atribui nur al la supervivo de arĥaikaj pensmanieroj iajn obstinajn malfidojn de kiuj ĝi restas hodiaŭ la objekto?

La publika sano kiel financ-rimedo

Tio kio estis supre dirita esence resumeblas en per tiu ĉi demando: Kia celo estas tia sansistemo, kies financado aperas kiel ĝia rimedo? Sed kiam oni levas tiun gravan demandon, oni akceptas, sen ekzameno, eĉ multe pli gravan premison: ke tiu financado fontas en strikte neŭtrala instrumentaro. Tamen tiu antaŭsupozo – kiu ŝajnas esti evidenta, kvankam ĝi kaŝas la plej grandan parton de la problemo –, estas oftege kontraŭdirata, kiam oni observas la realon.

Ni komencu per banalaĵo: la sociaj agadoj por la publika sano ne estas fiksitaj per la bezonoj, sed per la ligo inter la postulo kiu esprimas ilin, kaj la oferto de financado kiu al ili reagas aŭ ne. Kaj tiu respondo mem estas plejparte regata de kriterioj de kompara utileco koncerne la uzon de la fondusoj – la profitkvoto taksata de la privata kapitalo, kaj la sociekonomia prioritato, taksata de la publikaj instancoj. En multaj kazoj, la logiko de la publika sano kaj tiu de ĝiaj financistoj atingas iun interkonsenton. Tio subtenas la iluzion, laŭ kiu la financado estus nur rimedo kiu adaptiĝas al antaŭdeterminita celo, dum la reala rilato ofte estas inversa. Tiel, kiel memorigas specialisto, la impona redukto de la infanmortado en Francio – de 12,6 elmiloj de naskiĝoj en 1970 al 3,6 en 1990 – multon ŝuldas al la buĝeta politiko de la regantoj en la sesdekaj jaroj. En 1968, la prezidento Pompidou mendis raporton pri la financa kosto de la vartado de handikapitaj infanoj. La raporto rivelis, ke tiu kosto estas konsiderinda, alvenante al preskaŭ 2 elcentoj de la nacia enspezo. Jen la fono de la programoj pri la ĉirkaŭnaska periodo en la sesa kaj sepa planoj de la registaro, al kiuj la ĉefaj progresoj tiurilate multon ŝuldas.[92] Sed la kazoj de misharmonio inter la du logikoj estas nek malpli nombraj nek foje malpli imponaj pro siaj negativaj efikoj. La fundamenta kampo de la sanprizorgo donas al ni multajn ekzemplojn. Kiel ni scias, la esploroj kaj kampanjoj kun preventa celo apenaŭ mobilizas la privatan financadon, pro manko de profitigo de la operacioj, aŭ eĉ de la pagokapablo de la koncernataj merkatoj. La publika financado mem, sub la konstanta pezo de la politika situacio, tro ofte inklinas neglekti la longtempan celon de efika preventado. Tiel, la antaŭzorgo pri sekse transdonataj malsanoj (STM) estas en Francio tre domaĝe neglektata. Pro tio la salpingoj[93] de multaj junaj virinoj estas ŝtopitaj. Malfekundaj, ili venas tiam plimultigi la petojn por medicine helpata reprodukto [MHR], kaj prosperigas, preter publikaj hospitaloj, reton de privataj profitorientitaj klinikoj. Sekve Francio estas samtempe en lasta pozicio, kiam temas pri antaŭzorgoj kontraŭ STM, kaj en la unua,kiam temas pri la aplikado de MHR. Tio, kio aspektas tre forte kiel absurdaĵo en la sanservo, montras tipan ekzemplon de profunda kontraŭdiro inter la logiko de la financado kaj tiu de la kuracado.

Tiaj ekzemploj estas sennombraj. Ĉu ne unu el la plej dramecaj evoluoj de hodiaŭ estas la forta tendenco, konstatata kun ia senpoveco dum solenaj cirkonstancoj, al financa fuĝo de privataj firmaoj, aŭ eĉ de ŝtatoj, fronte al demando tiel esenca kiel la antaŭgardo kontraŭ la aidoso en la mondo? Nu, dum sennomaj sandramoj

92 Kp. André Boué, '*La medicino de la feto*', Odile Jacob, Parizo, 1994, p. 28 kaj 147. Laŭ freŝdata raporto pri la stato de la publika sanservo en Francio, la kvoto de infanmortoj ree kreskis ĝis 6,5 elmilo en 1994.

93 *Salpingo* estas faktermino por utera tubo. -vl

okazadas en Afriko kaj aliloke, eĉ en kelkaj sociaj rondoj en la plej evoluintaj landoj, pro manko de financaj rimedoj proporciaj al la danĝero, ne mankas mono por tiel dubindaj celoj kiel la patrineco post la menopaŭzo, la mono fluas por la efektivigo de genetikaj testoj por alarmaj celoj, abundas por amaskomunikilaj kampanjoj de multnaciaj kompanioj, trudante al sociaj protektsistemoj la repagon de drogoj multekostaj kaj uzataj por tiel multaj kazoj, ke ili fariĝas dubindaj.

Tiaj eraroj subfosas la obstinan kredon ke la financado de publik-sanaj agadoj adaptiĝus – certe laŭ siaj propraj leĝoj – kiel rimedo por la priservado de celoj en kies difino la financistoj mem neniel partoprenas. La financado verdire havas ne nur siajn leĝojn, sed ankaŭ siajn preferojn. El la tuta kolekto da sanservaj celoj dezirindaj laŭ la perspektivo de la pacientoj kaj de la kuracistoj, ĝi tranĉis la subgrupon de la celoj mobilizantaj en la perspektivo de la publika aŭ privataj investantoj, ne sen ampleksigi ĝin ĝis celoj malmulte utilaj kaj kelkfoje tre diskutindaj. Tiel ĝi sukcesas teni kernan rolon en la difinado de la celoj mem, bazita sur kriterioj kiuj finfine ne havas faktan rilaton al la sano, kiel la borsa efiko atendata de decidoj en tiu ĉi areo. Tiusence, ĉu ne malsufiĉas diri ke la sanservo havas koston, se ni ne aldonas ke ĝi samtempe havas rendimenton, kiu, per inversigo kun granda trafpovo inklinas fariĝi ĝia efektiva celo? Certe, al la liberala teorio de la "nevidebla mano" de la merkato ne mankas optimismaj ŝatantoj kiuj certigas ke entute tiu celo kongruas kun tiu de la publika sano. Sed la daŭra observado kiun ebligas instanco kiel tiu de la Nacia Konsulta Komitato pri Etiko gvidis al tre malsama konkludo: la misharmonio senĉese pli oftiĝas kaj pli maltrankviligas, laŭmezure kiel la sanservo ne povas esti konsiderata samnivela kun komerca modelo, neakordigebla kun sia neintertraktebla stato de celo en si mem, sen riski seriozan damaĝon.

La biomedicino sub la jugo de la komerco

Al kiu estus tentata juĝi troaj la antaŭajn konsiderojn, ni ŝatus rimarkigi ke tio, kion ni vidis ĝis nun, estas probable nur malmulto kompare kun tio, kion promesas al ni la ŝanĝoj, kiuj survojas. Ni prenu ekzemple, laŭ la dirmaniero de modera kronikisto, la nunan "impeton al la oro de la genoj"[94]. Dum antaŭe la esplorado de la homa genaro estis farata ĉefe de publikaj esplorcentroj, nun "la gigantoj de la farmacia produktado ĵetas sin en la aventuron de la deĉifrado de la DNA" per grandegaj rimedoj. Ilia celo estas "organizi pagokapablan merkaton sur komercaj bazoj" per "batalo inter grandaj posedantoj". Sekve, la san-koncerna rezulto perdas sian gvidan rolon favore al la financa rezulto. Estas maltroigo, diri ke la celo tiel estas profunde ŝanĝita.

Tiel firmaoj pretiĝas por surmerkatigi testojn por identigi gravajn genetikajn malsanojn kontraŭ kiuj nuntempe ne ekzistas – kaj verŝajne por jaroj ne ekzistos – neniu terapia respondo, eĉ neniu efika antaŭzorgo.[95] Kie tiam estas la utilo por la sano? Ŝajne ne gravas, dum industria kaj financa profito estas atingebla pere de la ne komplika aktivigo de la amaskomunikiloj, por estigi nepripensatan demandon. Tiel same oni anoncas, ke pri la aidoso "akireblos hejmtestoj"[96]: onidire ekde nun ĉiu povos, aĉetante ilareton kaj sendante specimenon de sia sango al privata laboratorio, ekaŭdi per

94 Tiu dirmaniero kaj la sekvaj citaĵoj venas de Jean-Luc Nathias, "Sub la impeto al la oro de la genoj, la esploristoj kaj la komercistoj", *Le Figaro*, 10-a de Oktobro 1994.

95 Jen ekzemple la kazo pri la familiaj formoj de la mamkancero, pri kiu teamo de usonaj esploristoj anoncis en Septembro 1994, maniere tre amaskomunika, ke ili identigis genon de eventualeco. En la nuna stato de la aferoj, ĉu oni havas nenion alian por proponi al junaj virinoj tuŝitaj ol totalan duflankan mamamputon? ... La firmao Myriad Genetics, rekte implikita en la anoncita malkovro, atendas tamen de la patentpetoj, kiuj jam estas deponitaj, ne malpli ol fortajn gajnojn ĉe la borso. Komparu tiurilate la raporton de la Nacia Konsila Komitato pri Etiko: "La transmeto de sciencaj informoj pri la biologia kaj medicina esplorado" en *Etika sanzorgo*, Decembro 1994, p. 46-47, kies kunredaktoro mi estis apud Henri Atlan.

96 Cf. Philippe Kastoj "Aidoso: la hejmtestoj alvenas" Internacia Revuo de Medicino, n-ro 334, 14-a de Decembro, 1994.

simpla telefona komuniko, ĉu li/ŝi estas seropozitiva – kaj ĉio tio sen medicina asistado, sen psiĥologia apogo en la okazo de malbona novaĵo. Al kiom da traŭmataj efikoj, ĝis sinmortigo, tia praktiko estus kapabla instigi? Ŝajnas ke ia maltrankviliĝo pri tiu flanka efiko ne influas la profit-kalkulojn. Verdire, ĉu ni ne vivas la antaŭsignojn de sovaĝa inversigo laŭ kiu, en multaj rilatoj, la sano povus esti ŝanĝita al financilo? La jam videblaj rezultoj de tiu komenciĝanta inversigo forte impresas. Ni ĵetu rapidan rigardon al tio, kio unue koncernas la biomedicinan esploradon. Unuflanke, la malplej etika esplorado ne estas aŭtomate la malplej profitodona. Aliflanke, "la fenomena kresko de la ekonomiaj rendimentoj" atingitaj en certaj sektoroj de la bioteĥniko havas tian altirforton sur financistojn kaj esploristojn, ke ĝi kaŭzas la "elĉerpiĝon de la propre scienca fonto mem".[97] Kompensante en iuj areoj la mankon de publikaj financadoj, televidaj alvokoj al la civitana donacemo kaŭzas la enmiksiĝon en la procezojn de elektado de tre kontestindaj emociaj kriterioj kaj foje favoras dubindan mastrumadon. Samtempe la grandega premo de interesoj tendencas konverti la scion en varon de la privata kapitalo. Kun la depono de patentoj disvastiĝas la praktiko de sekreteco, paradokse kunvivanta kun la amaskomunikila surscenigo: senprecedenca ŝanĝo komencas manifestiĝi en la statuso de la scio kaj en la reĝimo de ties libera komunikado.

Hodiaŭ la tuto de la molekula biologio iĝas kampo de manovroj por la komerca praktiko. Ĉu la leĝo de la plej profitodona maniero ne ĝisfunde subfosas tiun, kiun jam de pluraj jarcentoj oni nomas scienco? La antaŭeniro de la biomedicino iĝas pli kaj pli impeta kaj aŭguras kapturnajn terapiajn progresojn. Sed samtempe ĝi eskapas pli kaj pli for el prudenta kontrolo, ĵetante dubon sur la specon de socio kiun ĝi preparas por ni. La torenta sinsekvo de neinversigeblaj faritaĵoj anstataŭas la etikan pripensadon kaj la civitanan antaŭkontrolon: tempo estas mono. Ĉio ŝajnas okazi, kvazaŭ ia leĝo de senfina kaj sencela amasigo de financoj komencus superregi la homajn celojn de la biomedicina esploro. Ĉu oni ne alvenas al similaj konkludoj, observante la iom-post-ioman fleksiĝon de la

97 Tiuj dirmanieroj venas de Dominique Foray, "La ekonomio tenas la stirilon" en "Scienco, potenco kaj mono", *Autrement* (Serio: Sciencoj en Socio), n-ro 7, Januaro 1993, p. 64-65.

sankoncernaj politiko kaj praktiko mem? Sen povi fari pli ol tuŝi ĉi tiun grandegan temon, ni substreku ĝiajn ekstravagancajn kontrastojn. Neniam la prodaĵoj de la medicino, la flegokapabloj kaj la prognozo de vivdaŭro eĉ proksimiĝis al la nun atingitaj niveloj por la plejmulto de la loĝantaro en la plej evoluintaj landoj. Sed ankaŭ neniam estis tiel okulfrapaj la malegalecoj koncerne la sanon kaj la morton inter la sociaj klasoj kaj inter la popoloj de la planedo. Oni kapablas anstataŭigi la koron, sed malario, ĥolero kaj flava febro mortigas pli ol neniam antaŭe tra la mondo. Hospitaloj ne plu timigas, sed en diversaj lokoj oni komencas porciumi la aliron al la kuracado. La biomedicina etiko instituciiĝas sur la nacia kaj internacia niveloj, sed ĝi ŝajnas senpova por haltigi la leviĝantan tajdon de la mispraktikoj. La sociaj protekt-sistemoj postkuras siajn deficitojn, sed la multnaciaj farmaciaj firmaoj, la privataj retoj de klinikoj kaj de laboratorioj estas tiel prosperaj kiel neniam antaŭe. Dum la sano estas perceptata kiel unu el la plej fundamentaj homaj rajtoj, ĉu samtempe la homa korpo tuj iĝos la plej profitdona inter la merkatoj? Ĉiu bone sentas ke, sub la eksterordinara premo de la nun regantaj praktikoj de financado, la tuta sansistemo proksimiĝas al reformo en tiu direkto. En Usono, kie dekoj da milionoj da homoj estas sen medicina asekuro, la malsukcesa efektivigo de la reformplanoj de la prezidanto Clinton multon diras pri la pezo de tiuj praktikoj. Atentemaj por akiri la flegoservon kaj medikamentojn je la plej malalta kosto, kalkulata de la entreprenoj kies tasko estis sanservi siajn salajratojn, la kompanioj mastrumantaj la sansistemon sin aliancas kun la farmaciaj gigantoj kaj pograndistoj de la distribuado por establi verajn kanalojn de preskribado, kun la deklarita celo mastrumi plej malkare la tuton de la sanelspezoj.[98] La alarmsignaloj vane multiĝas kontraŭ la efikoj de tia praktiko. Minaco al la kvalito de la sanzorgo, erodiĝo de la libera volo de la kuracistoj, nuligo de la rajto je sano de la civitanoj, resume la “usona revolucio” estas kopiata ĉirkaŭ la mondo, kiel pruvas freŝdate publikigita franca Blanka Libro. Ĉu ni iros al malpli aŭtentike publika sano kaj al malpli solidareca mutualismo, dum etendiĝos la profitodona regado, la neegala mon-asekurismo, la sinmedikamentado, kiuj konvertas amase la pacientojn de kuracisto, elektita de ili, en klientojn malbo-

98 Vidu Sylvie Vaisman, “Sano: La usona revolucio baldaŭ en Francio? Internacia Ĵurnalo de Medicino, n-ro 329, 19-an de Oktobro, 1994.

ne informitajn de la ĉien penetrantaj reklam-mesaĝoj? Ĉu, kvindek jarojn post la kreo de la Socia Sekureco, la progreso havos por la plejmulto la mornajn kolorojn de la komerca malegaleco? Jen kio kompletige subtenas, ŝajnas al mi, la demandaron, ĉe kiu mi deiris. Jes, ĉu oni sufiĉe konscias pri la interproksimigo de tiuj du elvokitaj vortoj kun valor-ordoj tiel malproksimaj unu de la alia: sano kaj financado? Se oni konsideras la duan terminon unue nur kiel puran rimedon, oni devas konstati ke ĝi ne volonte enkalkulas la multajn kostojn de la etiko, kio en si mem jam pravigas multajn maltrankvilojn. Se oni pli funde daŭrigas sian kritikan analizon, oni mezuras kiom ĝi pezas en la determinado mem de la celoj, pro kio enŝaltiĝas jam tro da perversaj praktikoj. Galope daŭrigante sur la deklivo, tia inversigo inter celo kaj rimedo hodiaŭ minacas funde renovigi la tutan sistemon, tiel pene konstruitan ĉirkaŭ la valoroj de la publika respondeco, socia solidareco kaj homa digno, por anstataŭigi ĝin, en la nomo de la efikeco, de la justeco kaj de la libereco, per komercaj kaj financaj regularoj, kiuj finfine minacas nuligi la kvalitajn diferencojn inter unuflanke la sano kaj aliflanke ajna produktaĵo, kaj inter la homa korpo kaj komerca varo. Tie kuŝas problemo de la civilizacio: kia homaro ni volas esti?

Efikeco, justeco, libereco: klarigendaj konceptoj

El ĉiuj demandoj diskutitaj ĉi-supre sekvas unu pli universaleca: tiu inter unuflanke la esencaj valoroj, kiuj difinas humanisman aliron al aferoj koncernantaj la sanon, kiel la demokratia tradicio, kiu karakterizas la protektadon de la socio – etikeco, egaleco, solidareco – kaj aliflanke la sloganoj, – per kiuj reklamas la hodiaŭ aganta financ-politiko – efikeco, justeco, libereco. Ĉu rezignacii fronte al la akriĝo de tiu konflikto? Ĉu akcepti ke ni povas elekti nur inter ariergarda batalado por eksmodaj principoj kaj fuĝo antaŭen direkte al ĉiam pli maltrankviliga mastrumado de la publika sano? Tiu dilemo instigas al pliklarigo de la implikitaj konceptoj.

Ni komencu pri la efikeco, en kies nomo tiom da aferoj estas nuntempe decidataj en suspektinda rapidado. Ĉu ne sufiĉas kompari ĝin kun ties malo, malefikeco, por konkludi ke ĝi estas super iu ajn suspekto? Kiu dezirus malefikan sanekonomion? Ĉu ni diru ke tro ofte ĝi estas uzata kiel pseŭdonimo de la nur profitiga kapablo de la privata kapitalo? Oni respondos ke neniu povas serioze proponi ke ni rezignu pri ties kontribuo, kiu ne povas esti sen monkompenso. Antaŭ ĉio oni rimarkigos, ke en ajna tipo de financado la postulo esti efika ne estas libervola: eĉ se publika hospitalo havas nenian mision por fari monon, ĝi tamen havas la devon ne perdi ĝin. Ajna malŝparo de rimedoj estas morale kondamninda. Tiel la efikeco povas prezentiĝi en sia ordosistemo kiel unu el la postuloj de etikeco. Tiu jam klasika apologio por efika agado estas certe konvinka kontraŭ la tradiciaj formoj de ekonomia senprudenteco en la kampo de la publika sano, kiel tiu de la erarinta afergvidanto, de la neglektema preskribanto, de la paciento-malŝparulo. Cetere ne de tiu flanko venas la pridemandado, sed de la kontraŭa: Ĉu la rigoreco mem, kiun oni volas instali kiel reorganizan principon en la sanekonomio, ne estas jam tro ofte invadata de pli grandskala malzorgemo, kiu kaŭzas malŝparojn ankoraŭ pli malbonajn ol tiuj, kiujn ĝi volas ataki? Kvankam neniel unika, la ekzemplo de la antaŭzorgoj estas ĉi tie fundamenta. Kiom kostas al la komunumo la elspezoj por LDC[99] aŭ la mankanta atento por la preventado de STD[100]? Kiom rekte kostos, da publikaj elspezoj kaj ĉefe da homaj vivoj, la nesufiĉeco de la financado de la internacia antaŭzorgo pri aidoso? Ĉi tiuj demandoj ne havas rilaton al la koncepto de efikeco, sed male, al la reduktado de la rimedoj, tiel ofte praktikata cele al mallarĝe difinita plibonigo de la rendimento de la pruntedonitaj fondusoj, sen konsideri la altajn kaŝitajn kostojn, rektajn kaj nerektajn, ĉu kalkule identigeblajn aŭ ne, de politikaj decidoj profunde markitaj de socia miopeco kaj de financa nelongismo. La etikeco neniel estas en konflikto kun la efikeco, sed fakte kun ties miskreskintaj ekscesoj kaŭzitaj de la ekonomia-financa logiko hodiaŭ hegemonia, kiu ĉie emas privatigi la gajnojn kaj sociigi la perdojn – inkluzive la nekalkuleblajn perdojn kiujn suferas la civili-

99 Vidu sub “Mallongigoj”, p. 141.

100 Same.

zacio kvalite, kiel la degradado de la homa korpo al komerca varo. Ĉu la etiko ne solidaras kun multe pli vasta koncepto de efikeco, laŭ kiu ĉiu ago por la homa sano devas esti juĝata laŭ la tuto de ĝiaj efikoj sur ĉiun homon kaj sur la tutan homon? La apliko de tia regulanta koncepto ampleksas vastan programon: inventi novan miksaĵon de publikaj kaj privataj financadoj, en kiu venkos la kriterioj de socia respondeco; en kiu la nekomerca racio tiom superregas kiom necesas; kaj en kiu estos loko por ekvilibra nacia kaj internacia kunlaborado por determini la celojn kaj dispartigi la kostojn. Sume, ĉu malfermi la debaton pri tia programo, pri la teoriaj problemoj kaj la praktikaj vojoj al ĝia efektivigo, ne estas la ĉeftasko de ĉiu, kiu konsideras la tuton de la rilatoj inter la publika sano kaj ties financado?[101] Laŭ raporto al la ĉefministro pri la temo “Francio en la jaro 2000”, la *justeco*, kutime prezentata kiel pli efika principo ol la *egaleco*, estos, lige kun la efikeco, “la nova gvida esprimo, kia estis la egaleco en la postmilita modelo”.[102] En detala komparo kun la “egaleca inspiro”, kiu laŭdire regis la publikan politikon de la lasta duona jarcento, la principo de justeco havas kiel konkludon – kaj ŝajne kiel celon en pli ol unu okazo – pravigi la ekziston de malegalecoj, eĉ akceptigi profitodonajn foroferojn. Tie ni tuŝas centran demandon de la financado de la sansistemo. Ĉu necesas ekzemple konsideri justa politikon, kiu emas redukti la deficiton de la Socia Sekureco pliigante la ŝarĝon sur salajrulojn kaj sur pensiulojn, eĉ sur senlaborulojn, dum tiu sama politiko iniciatas novajn rabatojn favore al la dungistoj kaj daŭrigas la neimpostadon de la rentoj el kapitalo? Ne mankas argumentadoj por persvadi nin, ke tia orientiĝo, ekonomie efika por ĉiuj, estus samtempe socie justa por ĉiu. Ĉar tiaj argumentadoj okaze citas kiel inspiranton Aristotelon, estos permesate al filozofo atentigi ke tio estas evidenta korupto de la analizoj proponitaj de la aŭtoro de la *Etiko de Nikomaĥo*. La ideo – kiun oni renkontas ekzemple en verkoj de Rawls[103] – ke la nunaj soci-ekonomiaj malegalecoj povus esti opiniataj kongruaj kun la justico, se oni povas krediti al ies konto la

101 Mi provis fari tion en "*Kritike pri la bioetika racio*", v.c., speciale p. 345-55.

102 Alain Minc, la 'Francio en 2000, Odile Jacob, 1994. Vidu lian artikolon " Egaleco aŭ ĝusteco? " Le Monde, 3-a de Januaro, 1995.

103 John Rawls, Teorio de la Justeco, Le Seuil, Parizo, 1987, p. 41.

eblajn profitojn por ĉiu, tiu ideo estas tute malproksima de la aristotela nocio de justeco. Por Aristotelo, la justulo estas neniu alia ol tiu, kiu skrupule plenumas la justicon en individuaj kazoj. Li skribas: "Do tiu, kiu estas justa, estas ĝusta, eĉ kutime supera certe ne al *ĝusta en si mem*, sed supera al la *justica justeco* kiu ,pro sia ĝeneraleco, ne estas senerara." La propra esenco de la justeco konsistas en la korektado de la leĝoj, laŭ tio, kiom ili montriĝas nesufiĉaj pro sia ĝenerala karaktero."[104] Tial la ĝenerala jura principo de egala aliro al la sanzorgo postulas aldonan socian fortostreĉon favore al pli justa atingeblo por ĉiuj, kies aliro restas malfacila. En tiu preciza senco, la justeco tute ne pravigas la malegalecon, sed ion tute alian, la malhomogenecon de la rimedoj necesaj por redukti la malegalecon. Invoki la justecon por tolerigi la malegalecon estas konverti la aristotelan koncepton de justeco en ĝian malon. Tiu sofistaĵo pri la justeco estas verŝajne io tute alia ol filozofia kontraŭdiro. Kiu tiel misuzas la aspiradon al pli granda egaleco sub la standardo de egalismo, ĉu tiu ne provas pledi ĝuste por politiko, al kiu ŝuldiĝas la kreskanta kaj nepopulara fluo de malegalaĵoj? Inter la popoloj de la mondo, la malhomogeneco de la sankondiĉoj nun estas halucina. En Francio, dum la lastaj jardekoj, la diferenco inter la vivdaŭro de manlaboristoj kaj superaj funkciuloj ne malpliiĝis, sed pliiĝis.[105] Kaj dum plifortiĝas la publika premo kontraŭ la kresko de la elspezoj por la publika sano, la farmacia sektoro fariĝas la plej lukra inter ĉiuj privataj industri-

---

104 Aristotelo, Nikomaĥa Etiko, Libro Kvina, Ĉapitro X, 6. Kp. la dulingvan eldonon de Garnier, Parizo, 1940, p. 245.

105 Cf. John Kervasdoué, "Socia kohereco kiel ĉefkriterio por egala sanzorgo", *Le Monde*, 2-an de Julio 1992. "Tiu diferenco en vivdaŭro estis naŭ jaroj en 1980", konsiderinda cifero, komentas la aŭtoro, ĉar trioble pli alta ol la meznombra pliiĝo dum la lastaj tridek jaroj".

(sen ankro en la teksto)] Tiel la farmacia sektoro, kiu konsistigis, en la fruaj naŭdekaj jaroj, nur 12,7% el la totala agado de la brita grupo Imperial Chemical Industries, venis al 52% en la suma profito. En la grupo Rhône-Poulenc, la ciferoj estis 20% kaj 40% respektive, en Bayer 21% kaj 51%, en Ciba-Geigy 37% kaj 59% (vidu André Dessot"I.C.I. sanigas sian farmacisektoron" *Le Monde* 19-a de Majo 1992). Komence de sia mandato en Februaro 1993, la usona prezidanto Clinton notis, ke "la profitoj de la farmaciaj sektoroj estas kvaroble pli altaj ol tiuj de plej grandaj usonaj kompanioj kaj industrioj", *L'Humanité*, 20-an de Februaro 1993).

grupoj de la ĥemio. "La filozofio, kiu pretendas ke la nuna malegaleco estas justa, ĉar ĝi ebligas al ĉiuj estontajn gajnojn, elvokas la faman teoremon de Helmut Schmidt: la hodiaŭaj profitoj estas la morgaŭaj investoj kaj la postmorgaŭaj laborpostenoj. La profitoj estis faritaj, sed laborpostenoj ne estiĝis. Ĉu la egala rajto al la sanservo de ĉiuj individuoj kaj popoloj estas nur egalema ĥimero aŭ, male, urĝa celo de civilizacio, justa en la aristotela senco de la vorto? Nek la efikeco, nek la justeco, se lojale pensataj kaj praktikataj, kontraŭas la etikecon kaj la egalecon. La demandoj kiujn oni ne povas eviti starigi al si en tiu ĉi afero, koncernas la grandskalan efikecon, kiu garantias la rektan profitigon de la antaŭfinancado, dum ĝi nerekte pligravigas la socian kaj homan malfeliĉon, tiun maljustan *justecon* kiu kaŝas, sub la vualo de la liberala optimismo, sian intiman parencecon kun maljusta *justico*. Ni verŝajne povas fari samsencajn rimarkojn pri la rilato inter libereco kaj solidareco. Sed la temo estas tiel vasta, ke ĝi sola necesigus alian artikolon. Do mi konkludos per unusola demando:

"Libereco de la paciento": pri kio ni parolas?

La stato de la paciento estas unu el tiuj, kiuj plej krude elmetas nian liberecon al la provo de sinkontraŭdiro. La tiel nomata 'paciento', pro sia sensperta suferado, trafas en totalan dependecon de tiu, kiu scias diagnozi kaj sanigi. Temas pri struktura dependeco, kiun unuflanke la evoluinta publika sankulturo povas certe ja malaperigi, sed kiun aliflanke senĉese rekonfirmas la kompleksiĝo de la biomedicinaj scio kaj praktiko. Tamen la suferanto restas kaj devas resti persono, kies libereco estas samtempe esenca faktoro en la sanhelpo – ĉu la paciento ne estas la unua aganto de sia propra kuracado? Krome, la paciento estas la lasta instanco pri ĉiuj farendaj decidoj – jen kial tiom gravas la problemoj ligitaj al la libera kaj informita konsento. Tial la mondo de la sano estas loko de konstantaj streĉitecoj, ŝarĝitaj per etikaj danĝeroj, kiuj etendiĝas inter dependeco, kiu povus degeneri ĝis submetiĝo al nekontrolata medicina povo – eĉ al tiu barbara instrumentigo, kiun la Nurenberga Kodo bedaŭrinde ne ĉesigis – kaj sendependeco, kiun nur adekvata instituticiigo de la medicina praktiko kaj de ĉiuj sanrilataj agadoj povas certigi.

Sed la tradiciaj principoj – libera elekto flanke de la paciento, libera preskribo flanke de la kuracisto ... – eĉ se kiel referenco ili plene konservas sian valoron – ili devas esti efektivigataj laŭ la kondiĉoj de tiu sanrevolucio, en kiu la pezo de la sociaj devigoj perdas sian komunecon kun la aŭtonomeco de la persono. Fronte al multiĝantaj imperativoj de la tenĥologio, al la inflacio de la kostoj kaj al la amplekso de la publikaj dimensioj, kiujn atingas la sanproblemoj kun la politik-administrativaj kadroj, kiuj rezultas de tio, la aŭtonomeco de la izolita individuo inklinas esti pli kaj pli fikcia. Jen kial la kolektivaj formoj de la praktikado de la libereco de la paciento kreskis – ne sen malfacilaĵoj – je tiu sama ritmo kiel la biomedicina revolucio: mastrumado de la Socia Sekureco kun sindikata komponanto, grava komplementa rolo de la mutualismo, kreskanta interveno de asocioj de malsanuloj, ekflorado de iniciatoj de solidareco, evoluado de ia publika bioetiko, danke al kiu la humanismaj valoroj povas esti internigataj ne nur de profesiuloj, kiel antaŭvidis Kenneth Arrow, sed de ĉiuj civitanoj. Se en lando kiela nia, la forta kresko de limigoj de ĉiu tipo ĝis nun ne kaŭzis kompletan malhumaniĝon de la sansistemo, ĉu finfine ni ne ŝuldas tion ĝuste al tiu socia konstruo de la libereco?

Nu, novaĵo estas, ke la profit-kriterio, propra al la sistemo de privataj financadoj, ludanta kreskantan rolon en la sanzorgo kaj pli vaste en ajna profit-orientita kulturo, kies okulklapoj ofte influas la mastrumadon de la publikaj servoj, komencis malstabiligi tiun grandvaloran kaj delikatan ekvilibron. Unuflanke okulfrape pligraviĝas la ligiteco al la mono kaj la racio de la ŝtato, la logiko de plenumitaj faktoj kaj la akcepto de mispaŝoj sen kulpulo, pro kio la evoluoj kaj kelkfoje la dramoj en la sanzorgo prenas la formon de fatalaj procezoj. Aliflanke, la kolektivaj formoj de civitana kontrolo subiĝas al intensa erodiĝo. Ĉiam pli da salajrataj kontribuantoj estas ĉiam malpli efikaj administrantoj de la Socia Sekureco. La privata asekuro forte klopodas elpuŝi la mutualisman solidarecon. Puŝata de la farmacia industrio, la sinkuracado metas la komunumon de malsanuloj en la solecon de kliento. Konsenton oni aĉetas, organojn oni vendas. La komerca spirito korodas de interne la moralecon de la biomedicinaj esplorado kaj informado, devojigas la iniciatemon de interhelpo en komercajn aferojn de bonfarado, eĉ aŭdacas subaĉeti la etikon.[106] Ĉu la fundamentaj liberecoj de persono tuŝita de iu malsano estas destinitaj al dissolviĝo en la liberecon de la komerco?

Verdire tiu esenca demando koncernas ja ĉiujn servojn, kiuj havas la homon kiel objekton (edukaj, kulturaj, sportaj servoj ...) Sed neniu el ili tiom koncernas la homon, kiom la sanservo koncernas nin en nia tuteco korpa kaj mensa, kaj kun ni, la mondon mem de la homo.

Sekve, klarigi kian tipon de libereco ni deziras vidi maturiĝi tie, ne estas simpla demando. Ĉiu, kiel estanta aŭ eventuale estonta paciento, priesploru sin mem por primediti ĝin. Ĉu ŝ/li kontentus, se la kolektivo de malsanuloj evoluus al ĝisatome individuigita kolektivo de juraj posedantoj de elekto-libereco, sed sen efektiva elektopovo, dum la humanecaj valoroj estus lasitaj en la manoj de socia ordo, kiun gvidas ne nur civilizitaj celoj, sed ankaŭ la borsaj kurzoj? Kiel advokato en franca proceso pri infektita sango permesis al si aserti: '”Ni ne allasu komercistojn en la templon de Hipokrato, alie tiu ĉi tragedio estos nur la unua el longa serio.”[107]

106 Ĉu vi scias ke la Konsilaj Komitatoj por la Protektado de Personoj Konsente Submetantaj sin al Biomedicina Esplorado, establitaj en Francio per la Leĝo Huriet en 1988, estas pagataj de la sponsoroj de tiu esplorado por ĉiu unuopa dosiero? Certe, ni estas ankoraŭ tre for de tiuj *ad hoc* establitaj etikaj komitatoj kies membroj estas pagataj en Usono de la koncernataj firmaoj mem. Ĉu, tamen, ankaŭ ni ne jam trovas ĉi supre okazon por pridubi la striktan sendependecon de la etika juĝo?

107 Jen Majstro Cambier. Vidu "La industria logiko" *Le Monde*, 9-an de Junio, 1993.

Neatencebla korpo aŭ korpo aĉetebla?

[*Tiu ĉi estas teksto el parolado eldirita en Novembro 1998 dum studotago pri la temo de proprieto, kunorganizita de Espaces Marx kaj Cercle Condorcet en la Senatejo.*]

Certe, oni ne haltigas la kapitalisman progreson: dum la merkato tutmondiĝas kaj la aĉeteblo universaliĝas ĝis multe trans tio, kio ŝajnis antaŭnelonge imagebla. Fakuloj ĵus komencis taksi, kiom valoras la planedo Tero. Neniu nemateria afero restas neaĉetebla aŭ nevendebla – oni eĉ konkuras por elaĉeti siajn poluorajtojn. Sed tiu logiko trafas ankaŭ la homan korpon. Asekuristoj certigas al nim ke fiksi la prezon de homa vivo estas nenio ŝoka. Cetere, ĉu tiu prezo ne estas pagata pli kaj pli en la privata komerco de la "luo de utero" aŭ en la organkomerco? Ĉu la rajto je posedo do havas nenian limon kiom koncernas la homon, eĉ ties korpon, du jarcentojn post la abolo de la sklaveco? Al tiu kreskanta ondo de profitodona alproprigeblo komencas oponi, malfrue kaj ankoraŭ singarde, kontraŭofensivo de la etiko kaj de la juro.

Por paroli pri tio, mi eliros de la nuna stato de aferoj en la franca jura dispozicio, kies relative esceptan karakteron sur internacia nivelo tamen necesas tuj substreki. Laŭ tio, kiel difinas antaŭ ĉio la leĝo 94-653 de la 29-a de Julio 1994 pri la "respekto por la homa korpo", modifanta la Civilan Kodon, la spirito de tiu dispozicio povas esti resumita en unu vorto: *nedisponeblo*. La artikolo 16.1 entenas kiel kondiĉon ke "la homa korpo, ĝiaj partoj kaj ĝiaj produktoj ne povas esti objekto de proprieta juro", kaj artikolo 16.5 deklaras "nulaj" ĉiujn kontraŭefikajn konvenciojn. Preterpase mi rimarkigu kiel, en la lumo de tiu ĉi teksto, aperas nekonvena la antaŭnelonge proklamita karakterizado de la genaro de nia specio kiel "tuthomara heredaĵo", formulo kiu celis esti valoriga, sed fakte estas kontraŭefika, ĉar ĝi enmetis nian genaron inter la posedaĵojn finfine forfremdigeblajn. Pro tio oni poste rezignis oficiale pri tiu formulo. Do, sen eldiri ion pri la elstare debatebla filozofia statuso de la homa korpo, la franca leĝo klare kaj nete ekskludas ĝin de la kampo de la alproprigeblaj realaĵoj.

Tamen, pro tio la homa korpo neniel estas tiel ekskludita de ĉiu ajn uzo, nome la sanitara uzo: medicine oni uzas la sangon kaj la organojn de la homo, oni kultivas certajn ĝiajn ĉelojn, oni uzas ankaŭ certajn ĝiajn genojn aŭ ties fragmentojn por terapiaj aŭ kognaj celoj. La jura nedisponeblo de la homa korpo, pri kiu mi ĉi tie parolas, ne estas ligita al iu ajn religia aŭ laika *sanktigo*, en la senco de netuŝebla sankteco. La leĝo de 1994 metas la homan korpon, ĝiajn partojn kaj ĝiajn produktojn ne ekster uzo sed *ekster la komerco* kaj, pli vaste, ekster iu ajn subkontraktigo. Tiel ĝi ĝeneraligas tion, kio estis atingita en Francio ekde la mezo de la pasinta jarcento kun la senpaga sangodonado, poste la malpermeso de la komercado de organoj, rigardante ĉi ĉion specialaj aplikoj de la universala principo de *neaĉeteblo* de la homa korpo, tiel en ties tuteco kiel en ties partoj. La neaĉeteblo regas la rilatojn inter la subjekto kaj ties propra korpo kaj tiu de aliaj subjektoj: mi ne povas vendi – nur doni [en la senco de *donaci*, -vl] – mian sangon aŭ miajn organojn, kiel mi ne povas aĉeti ilin de aliulo.

Iuj kredas tamen detekti internan kontraŭdiron en tiu filozofio de la donado: se ni konsentas, ke ni povas doni nur tion, kion ni posedas, ĉu tiu filozofio ne kaŝe antaŭsupozas, ke la donanto posedas sian korpon, pro kio reenkondukiĝus la proprieta vidmaniero, kiu ja estis forlasenda? Ne povante longe eniri en la debaton, mi volas substreki, ke tia interpreto, laŭ kiu la dono fakte estus nur la neaĉeta formo de transmeto de proprieto, ne respondas al la diskutata realaĵo. Doni sangon, doni organon ĉi tie ne havas alian signifon ol konsenti pri ĝia elpreno favore al iu alia, kaj tiu mia konsento neniel referencas al ia privilegio de posedanto, sed al la devo de respekto por la persono. Krome, la ĉi-koncernaj reguloj de anonimeco kaj de senpageco de la dono klare markas, laŭ mia sento, ke ni estas ne sur la kampo de la kalkulita *interŝanĝo* (“*do ut des*”[108]), sed de la senprofita *solidareco*.

En Francio, do, entute, la homa korpo, ĝiaj partoj kaj ĝiaj produktoj ne estas alproprigeblaj. Temas pri tre grava etika kaj jura inventaĵo. Inventaĵo, kies historia kunteksto, la jaroj tuj post la Dua Mondmilito, kaj la ĉefaj aktoroj, kelkaj humanismaj kuracistoj kaj centmiloj da salajruloj, devas instigi al meditado. Dum la 19-a jarcento, en Francio mem, vendiĝis dentoj, haroj, la patrina lakto

108 Latina frazo: “Mi donas, por ke vi donu”.

kaj, ĝis la Dua Mondmilito, ankaŭ sango. La oftaj spertoj de transfuzadoj de brako en brakon precipe en la bataloj de la rezistmovado dum la dua Mondmilito, la civitema kaj morala etoso, en kiu estis deciditaj la ŝtatigoj kaj estis kreita la Socia Sekureco, anstataŭigis en kelkaj jaroj la komercon per la senpaga volontuleco, kiel Marie-Angèle Hermitte raportis en la unua parto de sia libro "*Sango kaj juro*".[109] Jen novaĵo de fundamenta etika amplekso, kiu komencis malligi la korphavan homon disde la intervenoj de la privata alproprigo. Ankaŭ novaĵo etendiĝonta – de la sango al la organoj, kaj de tie al la pli etaj partoj de la korpo – tiom ke la etiko de la nealproprigebla korpo etendiĝis al Hispanio, Belgio kaj ekmarkis la eŭropajn regularojn, kvankam malforte: la aĉeteblo de la korpo kaj de ĝiaj partoj, vigla en grandaj landoj kiel Germanio aŭ Usono, certe havas tre aktivajn subtenantojn flanke de potencaj privataj interesoj.

Atingaĵo, tiel valora el la vidpunkto, kiu nun okupas nin, bezonas do esti aktive defendata. Tiu defendo postulas la kolektivan profundiĝon en kelkajn grandajn demandojn, kiujn oni apenaŭ povas eviti ĉi-rilate. Mi skizos kvar el ili.

Konkero kaj ĝiaj limoj

1. Unue mi citu la limojn de valideco. Ĝis kiu limo, subirante de la tuta korpo al ties partoj pli kaj pli malgrandaj, oni povas pravigi tiun nedisponeblon, intuicie alkroĉitan al la *homa* kaj *persona* karaktero de nia organismo? Jen demando kiu ĝis hieraŭ apenaŭ stariĝis en la tiama stato de la medicinaj scio kaj praktika kono, sed kiu leviĝas ĉiupaŝe ekde kiam la bioscienco intervenas pli kaj pli sur nivelo ĉela kaj eĉ makromolekula, kie tiu demando altrudiĝas kun konsterna evidento: finfine, la korphava homo ne estas farita el homaĵo, kaj la personeco apogiĝas sur nepersonaĵoj. De tio ja venas la akreco de la etikaj problemoj, kiujn prezentas la ĉelkultivado aŭ, eĉ pli, la genetikaj manipuladoj. Ĉu la principo de nedisponeblo de la homa korpo povos rezisti ĝuste kontraŭ la grandega premo de tiuj interesitoj, laŭ kiuj la homaj genoj havas nenion homan kaj devus

109 M.-A. Hermitte, Le Sang et le droit [Sango kaj juro], Le Seuil, Parizo, 1996.

esti patenteblaj, en la nuna etoso de la "prirabo de vivanto", bone priskribita de Jean-Pierre Berlan en freŝdata artikolo?[110] Cetere ni ne kontraŭstarigas al tiu pretendo la malfacile defendeblan homecon de la genoj, sed la ŝokan malhumanecon de kelkaj celoj por kiuj oni intencas uzi ilin, kaj tio estas batalo ne apriore gajnita. Kompreneb - le, oni povas ankaŭ diri ke, principe, la patentjuro koncernas nur inventojn, ne malkovrojn: en ĉi tiu senco, nova geno devus ne esti pli patentebla ol nova galaksio. Sed estas klare ke la plej eta modifo farita al geno sufiĉas por igi ĝin transiri la limon inter malkovro kaj inventaĵo. Certe, la entrepreno patenti la homajn genojn ankoraŭ kolizias kun fortaj opozicioj en Eŭropo, kaj eĉ en Usono mem, pro kialoj kiuj kelkfoje havas nenion komunan kun la etiko. Sed la amplekso de la financaj interesoj estas tia, ke atendeble ni devos alfronti senĉesan premon.

2. Iuj formulis alian demandon pri limo, ligitan al la publikaj reguloj. Ĉu la homa korpo, laŭleĝe deklarita nedisponebla por *individuoj*, ne estas traktata kontraŭsence kaj tre diversmaniere en pli ol unu okazo de la *ŝtatoj* kaj iliaj sanpolitikoj? Filozofo kiel Francois Dagognet antaŭ nelonge priskribis la hodiaŭan francan juran situacion en tiu areo kiel '"ŝtatigon de la korpoj"[111]; cetere li ŝajnis aliĝi al tiu spirito, argumentante per praktikoj de devigaj vakcinado kaj detektado de malsanoj, aŭ de la elpreno de organoj surbaze de nur supozata konsento. Sen eniri en teĥnikan debaton, mi diros pri tia interpreto de la faktoj, ke ĝi estas ekscesa, eĉ fantazia. Nenio pruvas ke, praktikante konforme al la franca juro, oni celis la publikan alproprigon de la koncernataj korpoj, kaj la tuta lastatempa evoluo iras en la kontraŭa direkto: tiu de kreskanta subordigo de la publika politiko al personaj decidoj, kiel atestas la malfermo de nacia registro por tiuj, kiuj rifuzas la elprenon de la organoj en la kazo de morto, aŭ rifuzo de la laŭleĝa devigo favore al motivita propono, finfine submetata al la libera elekto de la individuo, ekzemple ĉe la detekto de aidoso. Preskaŭ neniu el la biomedicinaj uzoj de la homa korpo povas esti trudata de la publika aŭtoritato al la personoj koncernataj: la antaŭklarigita libera konsento tendencas

110 *Le Monde,* 17-a de Oktobro 1998.

111 Kp F. Dagognet, "La Maîtrise du vivant""[*"La Regado super la vivanto"*], Hachette, Parizo, 1988, p. 189.

fariĝi universala regulo.[112] Kaj sur la kampo de la juraj devigoj plu restas nur la malpermesoj, kiuj protektas la aŭtonomecon de la personoj. En ĉi tiu areo, ĉiuokaze, la *nedisponeblo* de la homa korpo ŝajnas esti neniel minacata en Francio, malkiel aliloke en la mondo.

3. Tute alia zorgiga fenomeno estas la forta tendenco de *persona sin-alproprigemo* de la korpo: ĝia nedisponeblo *por aliaj* estas pli kaj pli komprenata kaj perceptata kiel pravigo *por mi* por konsciiĝo kaj agado kvazaŭ ĝia posedanto. Usono estas, kiel ĉiuj scias, la preferata hejmo de ĉi tiu sinteno, kiu ne ĉesis plu evoluadi tie dum la pasintaj jardekoj, kiel atestas inter multaj aliaj kazoj tiu de Moore: ĉe la fino de proceso komencita de individuo kontraŭ farmacia entrepreno, kiu tiris altegajn profitojn el la kultivado de unu el liaj ĉeloj, la Kalifornia Tribunalo en 1988 rekonis lin kiel posedanton de siaj genoj en la nomo de persona privateco, kaj do akceptis la validigon de liaj financaj rajtoj en la afero. Cetere, internacie disvolviĝis vastaj lukraj merkatoj de elementoj, produktoj kaj forĵetaĵoj de la homa korpo, de la amasa eksportado de subaĉete akiritaj sango-derivaĵoj ĝis la plej fia trafikado de organoj, histoj kaj eĉ de fetoj. Sed la baza demando ĉi tie starigita estas multe pli vasta: ĝi traktas la tre fortan utilisman tendencon ne nur al la objektiva komercumado de la korpo, sed al la eble senlima starigo de *subjektivaj rajtoj* de la individuo, inkluzive de tiuj, kiuj rilatas al la propra korpo, sur la ruinoj de la supre menciita moralo de la "devoj al si mem". Mi ŝatus atentigi pri la amplekso de tiu glitmovo de "mia korpo estas mi" ĝis "mia korpo estas mia" – do mi povas fari pri ĝi kion mi volas, sen ke iu entrudiĝas. Jen postulo pri aŭtonomeco de la subjekto, kiu estas tre komprenebla, sed ankaŭ tre problema, ĉar ĝi implicas la redukton de la korpo al ilo; tre signifoplena ŝajnas al mi la protestado, diversloke disaŭdigata en la nomo de mia libereco, kontraŭ la leĝo, kiu malpermesas al mi vendi miajn organojn. Ni povas klare vidi ĉi tie kiel – en la vakuo lasita de la

112 En tiu senco, la retoriko pri la "biopotenco", preskaŭ deviga depost la verkoj de Michel Foucault, ne povus eskapi el la kritika prijuĝo. Se efektive iu "potenco" instalis sin peze super la homan korpon dum la lastaj jardekoj, temas antaŭ ĉio pri tiu potenco, kiun ĉi tiu retoriko ŝajnas ignori: tiu de la privata financo, postkuranta altajn profitojn.

eksmodiĝo de devobazita moralo, forme kaj enhave arĥaika kaj nesufiĉe anstataŭita de humaneca etiko, kiu kovras ĉiun, eĉ la plej privatan el miaj elektoj – povas akomodiĝi tiu sindetrua individuismo, laŭ kiu oni traktas sian propran korpon kiel nuran rimedon, for de "tiel starigi min kiel finan celon", nur spegulas mian profundan forfremdiĝon en malhumanecajn rilatojn. Tiel evidentiĝas, ke la principo de nedisponeblo havas longan atingopovon. Tial, miaopinie, necesas serioze konsideri la plimultiĝon, videblan en Francio mem, de sintenoj unuavide akcepteblaj, sed kiuj tamen startigas, mallaŭte, tiun utilisman gliton direkte al la maltrankviliga varigo de tio, kio estas homa.

Ekzemple de tio ke la leĝo Veil, kiu permesas abortigon sub specifaj kondiĉoj, estis prave spertita de multaj virinoj kiel granda socia konkero, sed ke kelkaj el ili opinias ĝusta traduki la intencon de la leĝo kiel "rajton je abortigo" bazitan sur la "libera dispono de sia korpo" – kvazaŭ la embrio ne tuj iĝus parto de la virina korpo: ĉu oni ne vidas ĉi tie kaŝan transgliton de la reakiro de la *suvereneco* super la korpo, tiom amase kaj tiel longe rifuzita al la virinoj, en certan proprietulan vidpunkton kiu, per instrua dialektika inversigo, povus revivigi en nova kunteksto tiun antikvan malproprigon per kiu Fantine pagis la pension de Cosette, vendante siajn dentojn … Kaj sendube necesus esplori ankaŭ la ie kaj tie proponatan ideon de la "rajto je infano", ĉe kiu ne klaras, ke la *infana rajto* estas ĉiam sufiĉe konsiderata. Sume, subtenata de la forta teĥnikoscienca aĵigo de ĉio viva, efektiviĝas maltrankviliga drivo direkte al la etika-jura varigo de ĉio homa – en Francio multe malpli ol aliloke, sed neniu lando estas imuna kontraŭ ĝi. Jen kio instigas nin defendi kaj diskonigi la filozofion de la nedisponebla homa korpo.

Kio estas aĉetebla?

4. Por fini, ni donu la plej ĝeneralan formon al la demando: Kio entute ŝajnas lice alproprigebla aŭ nealproprigebla, ĝis kiu limo kaj sur kiu fundamento? Jen vasta esplordemando, al kiu estas permesate proponi respondojn laŭ tre malsamaj perspektivoj. Iuj, ekzemple,

mobilizos la religian nocion de sankteco laŭ perspektivo, kiu juĝas la nedisponeblon kongrua kun iu pli vaste difinita netuŝeblo – aliaj malkonsentos kun tio. Tial, en ĉiu okazo, kiam ni celas atingi laŭeble vastan interkonsenton, kiu permesos la transprenon de privataj opinioj en la publikan juron, eĉ en leĝon, ĉiu devas, eĉ se ŝ/li juĝus tion nesufiĉa, laike procedi, pravigante sian sintenon per motivoj strikte profanaj.

La multjarcenta heredaĵo de la morala kaj jura filozofio estos ĉi tie granda helpo. Oni povas ekzemple relegi kun profito Aristotelon aŭ Locke pri la temo de la proprieto. Mi ŝatus substreki la kontribuon de la "*Jurfilozofio*" de Hegelo. En la longaj konsideroj, kiujn prezentas la paragrafoj 34 ĝis 70, Hegelo provas establi, ke estas alproprigebla nur *aĵo* t.e. "en la plej ĝenerala senco, tio kio estas ekster mia libereco, al kiu oni povas apartenigi ankaŭ mian korpon, mian vivon" (§ 40). Laŭ Hegelo, do, devas esti kaj resti konsiderata nealproprigebla ĉio, en kio kuŝas eĉ se nur iom da *libera homa volo*, nome de la respekto mem por la persono. Ĉio tio kondukas lin al pensigaj meditoj pri la alproprigeblo aŭ ne de intelektaj verkoj (§ 43) aŭ de elementoj de la naturo (§ 46).

Laŭ mia opinio, tia filozofia kontribuo, inter aliaj, estas valora, kaj eble eĉ konkluda, kiam temas pri la tradiciaj alproprigaĵoj. Tamen ŝajnas al mi malfacile ne atentigi pri ĝia nesufiĉeco aŭ eĉ neaplikeblo fronte al tiom da nuntempaj realaĵoj en la grizaj limzonoj kreitaj de la lastatempaj teĥnologiaj novigoj, en kiuj la ĉeesto de ia "libera volo", ia atribuebla *humanitas*, tendencas pli kaj pli viŝiĝi, dum lasi ilin en la reĝimo de la aĵoj tamen aperas ne akcepteble. Ĉi tie la sperto, gajnita el la bioetika argumentado estas tre instrua: en multaj kazoj pruviĝas iluzia la aliro mem, laŭ kiu oni kredas povi bazi sur la objektivaj karakterizaĵoj de aĵoj la subjektivan etikan-juran valoron atribuendan al ili. Mi prenos kiel ekzemplon la demandon, kiel ekscii ĝis kiu evoluoŝtupo la homa embrio estu laŭleĝe uzebla por scienca esploro. Al tiu ĉi demando la brita Bioetika Komisiono, prezidata de Lady Warnock, respondis komence de la okdekaj jaroj: ĝis la 14-a tago, respondo sen ajna argumento, eĉ se pledebla en si mem, por kaŝi sian arbitrecon. Post nemulta tempo konsultata pri la sama dosiero, la franca Nacia Konsila Komitato pri Etiko rediskutis la validecon de la termoj mem de la demando: eĉ preter la 14-a tago povas esti esploroj, kiujn malpermesi ne konvenas kaj, inverse, antaŭ la 14-a tago, aliaj esploroj kiujn permesi ne konvenas.

En tia afero, la etikan sintenon ne difinas la *naturo de la objekto*, sed la *valoro de la projekto*. Tiel, en alia ekzemplo, ni atingos nenion, demandante nin ĉu la homaj genoj estas "homaj", supozante ke el la respondo estos deduktebla la laŭleĝeco aŭ ne de ilia patentigeblo. Ĉu la ĝusta demando ne estu prefere: *por kion fari* ni volas patenti ilin? Kaj se montriĝas, kiel estas klare la kazo, ke estas implikitaj nenio malpli ol la socia stato de la scio kaj la socia kontrolo de ĝia uzo sur kampo kun grandegaj konsekvencoj antaŭvideblaj por la individuo kaj por la homrajtoj ĝenerale, tiam ni konkludos, ke ni absolute pravas, klasante la homan genaron nealproprigebla.

Tiu translokado de la findecidaj kriterioj ŝajnas al mi tre instrua por la ĝenerala problemaro, kiu okupas nin. Ĉu oni ne devus komplementi ekde nun, kaj foje ankaŭ decide, la klasikan aliron, laŭ kiu tiel la alproprigeblo kiel la nealproprigeblo trovas sian pravigon en la realaj alproprigaĵoj, per tiu alia aliro, laŭ kiu la pravigo devas esti serĉata en la *celoj* de la alproprigo, aŭ de ties rifuzo? Kaj se estas tiel, ĉu la malnova problemaro de la socialigo de la *rimedoj* por la produktado ne devus esti komplete repripensata por malfermi sin al la demando pri la *celoj* de la responda socia agado? Eble tie kuŝas la kerno de la problemo pri la proprieto.

Bioetiko kaj demokratio

Ĉi tiu intervjuo, efektivigita en Majo 1999 de Stéphane Floccari kaj David Rossi, estis eldonita de la Revuo Res Publica [La Publika Afero] *en la n-ro 21 de la dua kvaronjaro de 1999 sub la titolo "Ĉu bioetiko estas humanismo?". Mi ĉi tie donas al ĝi alian titolon pli parencan al la intenco, kiu animas ĝin.*

Res Publica: Antaŭ ol paroli pri la bioetiko mem, ĉu vi povus priskribi vian personan itineron: en kiaj kondiĉoj kaj laŭ kiuj kromvojoj vi fariĝis profesia filozofo? Kiu literaturo formis vian filozofian temperamenton? Sur kio baziĝas via ligiteco daŭra kaj fidela, sed ankaŭ kritika kaj renoviga al la pensado de Markso? Fine, kiel vi akiris sidlokon en la Komitato pri Etiko, kaj kiel vi rerigardas al tiuj jaroj de interkonsiliĝo kaj agado?

Lucien Sève: Enirinte sufiĉe juna kaj senscia pri la aferoj de la vivo en la E.N.S. en la Ulma Strato[113], mi malkovris ke mi devis elekti, pri kio prepari licencion, kaj post tio tre verŝajne, pri kio agregacion, kiun instrufakon. Fronte al tiu terura malkovro, mia intensa deziro estis fari ian neelekton, elekton per kiu mi malpleje rezignus pri miaj opcioj, kaj la filozofio ŝajnis al mi la malplej malbona inter la neelektoj. Jen pro kio mi fariĝis kun vigla intereso instruisto pri filozofio dum dudek jaroj, nur en mezlernejo, ĉar la nivelo de mia komunisma engaĝiĝo kaj agado dum la Malvarma Milito, tuj kaj nerevokeble fermis al mi la pordon al la universitataj instruado kaj esplorado. Mi estis jam sufiĉe feliĉa, ke eventuala eksoficigo nur tanĝis min en la fruaj kvindekaj jaroj. Sed ĉu estas io pli inspira ol organizi renkontiĝon inter mezlernejanoj kaj la filozofio?

Se mi havu "filozofian temperamenton", ĝiaj unuaj trajtoj detekteblis en du intelektaj renkontiĝoj. Entuziasma pri la psiĥologio, kaj pere de ĝi, pri la granda demando de mia adoleskeco – Ne "Kiu mi estas?", sed "Kion mi volas fari el mia vivo?" – mi trovis preskaŭ nula tion, kion tiam instruis la Sorbono sub la nomo *psiĥologio de la personeco*, kaj malkovris kun vera entuziasmo Politzer, lian laŭ mi

113 École Normale Supérieure (la altlernejo por estontaj instruistoj. La mencio "Rue d'Ulm" (Ulma Strato) estas ofte uzata sinonime kun la E.N.S. -vl

ege profundan kritikon de la tiam reganta psiĥologio, kaj lian aliron al la "biografia dramo". Forte altirata ankaŭ de politiko, kiun mi neniel konis, mi aĉetis ĉe komunistaj amikoj de la *Ulma Strato* la *Selektitajn Verkojn* de Lenino en du grandaj volumoj, kiuj venis al ni el Moskvo – ni estis en 1947 – kaj en ili entuziasme malkovris la tre altan teorian statuson de la politiko de Markso. Mi nur poste venis ĝis Markso mem, de kiu dum sep jaroj da filozofiaj studoj neniam estis elmontrita al mi eĉ nur iom de liaj pensoj – kaj mi ne ĉesis nutri min per liaj verkoj, speciale *La kapitalo*, kies filozofia riĉeco ankoraŭ nun ŝajnas al mi terure nekonata. Sed malrapide, tre malrapide, mi ekkomprenis kiel la 'marksismo', tiu endoktrinigo fare de la komunisma movado, en sia plej normiga dimensio, ne juste traktis la kulturon, kiun Markso elradiis – kaj tiel ne juste traktis sin mem. Tio estis unu el la motivoj por fariĝi, antaŭ dek kvin jaroj, aktivulo de la komunisma "refondo".

Por la Nacia Konsila Komitato pri Etiko en la sciencoj de la Vivo kaj de la Sano (CCNE) – bonvolu ne forgesi "konsila" – mi ne scias, kiel "mi akiris sidlokon en ĝi". Iun tagon en 1983, mi ricevis la koncernan proponon de la kabineto de la Prezidanto de la Respubliko, kaj ankoraŭ nun mi povas nur konjekti pri kiu proponis mian nomon. En Francio, la bioetiko estis tiam tre nova afero ellaborenda, kaj jam pro tio alloga. En la aĝo de kvindek ses jaroj mi ricevis, por la unua fojo, publikan proponon, danke al kiu mi ŝajnis rekonita kiel intelekte kaj morale prezentebla persono. Mi diris jes, kaj vere ne bedaŭris tion. La aktiva partopreno en la laboro de tiu Komitato estis unu el la pintaj spertoj de mia vivo.

R. P.: Vi eldonis en 1994 ĉe Odile Jacob gravan libron, multe legitan kaj estimatan, kiu kundensigas kaj prezentas vian filozofian pozicion pri bioetikaj temoj: "*Kritike pri la bioetika racio*". Tiu verko, kiu estas la rezulto de multaj jaroj en CCNE, same kiel reprezentanto de la franca marksisma familio, kiel studinta kaj profesia filozofo, elmetas la tuton de la problemoj alfrontitaj de kiu ajn provas trapensi la teĥnikan progreson kaj la lastatempajn etikajn demandojn, kiuj leviĝis en la biomedicino. Maturiĝinte en kontakto kun sciencistoj, kies precizan sciencan faklingvaĵon vi laŭdas, dum vi samtempe bedaŭras ilian mankon de rigoro en la uzo de la plej komunaj konceptoj, vi metas en la centron de via pensado la krean kaj kritikan laboron pri la kategorioj. Tion vi faris kun severa rigoro kaj denso en via filozofio pri la konceptoj de la *persono*, la *individuo*, la *homo* kaj la *subjekto*. En tio ja kuŝas la naturo de la kritiko en via entrepreno, en kiu forte resonas Kantio. Vi alfrontas seneliran cirklon, kiu vane osciligas la homan personon inter kultura fikcio kaj natura realaĵo. Kiel trarompi tiun rondiradon kaj helpi la komunan saĝon, ke ĝi ne senfine rondiru? Ĉu la bioetiko povas kontribui al tio, por ke la filozofo procedu laŭe? Kial tiom valoras por vi la kromvojo tra la historia procezo de la homiĝo kaj la helposerĉo en la koncepto 'personeco'?

L. S.: Dankon pro via aprezo de tiu libro, en kiu mi efektive ĉefe celis transdoni kelkajn instruojn, kiuj povas esti tirataj el mia sperto ĉe la CCNE, kompreneble refraktita tra mia teoria kaj praktika idiosinkrazio[114], sed unue produktita de tiu speciala kolektivo, kiun ĝi konsistigis ekde siaj unuaj jaroj. Mi konscias, ke mi multege lernis en ĝi.

Permesu ke mi korektu unu vian formuladon en du punktoj, sed la eraro estas tiel pardonebla kiel komuna: oni estas membro de CCNE ne kiel *reprezentanto* de pensmaniera familio – ĝuste ne: kiu povus, kaj cetere dezirus, prezenti sin investita per tia reprezenteco? – sed nur, laŭ la termino mem de la instal-dekreto de la Komitato, kiel *aligito*, kio jam estas problema en pli ol unu okazo. Krome, pri tio kio koncernas min, kvankam estas vere ke mi estas unu el la kvin membroj rekte nomumitaj de la prezidento de la Respubliko per tia “aligo” – aliaj, pli multnombraj, estas en CCNE pro sia biologia kaj medicina kompetento, kaj ankoraŭ aliaj surbaze de sia intereso pri etikaj demandoj – en mia kazo neniu povas diri pro kiu “aligo” mi estas membro, ĉar tio neniam kaj nenie estis detaligita. La marksismo, mi povas atesti, certe ne estas la kvina religio de Francio, kaj mi certe ne estis elektita pro mia rilato kun ĝi, kiu krome ne povus esti formulita en terminoj de “membreco” … Ŝajnas multe pli probable

114 Ideosinkrazio: denaska (foje ankaŭ akirita) trosentemo pri certaj materialoj aŭ impulsoj de la ĉirkaŭaĵo, simile al alergio; psiĥe: nesuperebla malsimpatio al io aŭ iu. -vl

ke apud unu katoliko, unu protestanto, unu islamano, unu judo, oni juĝis prava nomumi liberpensulon, ateiston, eble eĉ materiiston …

Ĉi tion dirinte, mi ŝatus respondi al via juĝo pri la "forta resonado de Kantio" en mia kritika entrepreno. Kompreneble mi neniel intencas malgrandigi la multfacetan rolon de Kantio en mia pensado, kiel atestas ankaŭ la titolo mem, kiun mi elektis por la libro. Sed ne necesas, ke mi memorigu vin pri tio ke la *kritika temo* estas tiel centra en Markso kiel en Kantio: preskaŭ ĉiuj liaj mejloŝtonaj verkoj estas eksplicite kritikaj, eĉ *La kapitalo*, subtitolita *Kritiko de la politika ekonomio*. Kaj kio distingas dekomence la kritikon de Markso disde tiu de Kantio, estas ke ĝi traktas ne nur la "eblecokondiĉojn" – laŭ la formulo de Kantio – konsideratajn en lia teoria abstraktado, sed la "realajn antaŭkondiĉojn" – laŭ la formulo de Markso – en ilia historia konkreteco. En tiu rilato, ŝajnas al mi ke la "resonado" de mia kritiko pri la bioetiko estas esence multe pli marksisma ol kantia, aŭ, se vi volas, ke ĝi celas montri en ajna momento tion, kio povas esti la marksa transformaĵo de la kritiko de Kantio.

Tiel, la "senelira cirklo", en kiun trafas la du sencoj de la persono, jura koncepto kaj fakta donitaĵo, kultura fikcio kaj natura realo, ne povas esti trarompita en pure kantia aliro.

La terminoj sub kiuj Kantio sugestas al ni, kiel pense difini la personon en la demando "Kio estas persono?" – t.e. la libereco de la racia subjekto – venas en klaran konflikton kun tio, kion lia filozofio de la juro, profunde markita de lia historia kaj socia enradikiĝo, kondukas al la neevitebla demando alligita: "Kiu estas persono?" Al kiu li respondas, kiel vi scias, komencante per rifuzo agnoski al virinoj la civilan personecon, kaj irante ĝis la akcepto mortigi bastardon, motivante ke ĝi devintus neniam ekzisti. Kiel do la jura persono povas strebi al la akceptiĝo kiel fakto tiel empirie universala kiel postulas ties racia koncepto? Jen io neklarigebla kaj nerealigebla, se oni ne transmoviĝas sur la kampon de la realaj historiaj procezoj de la civilizita homiĝo, danke al kiuj surskribiĝis sur la biologian individuecon de la simpla *Homo sapiens* tiuj novaj formoj kiel la psiĥa subjekto, la biografia personeco kaj la etika-jura persono, stampitaj en longaj procezoj kun progresemaj aŭ malprogresemaj kontraŭdiroj. Ni havas la devon provi tiri el ili profiton por la *humanitas*, la humaneco de la homoj.

R. P.: Vi parolas en via libro pri la embrio kiel “ebla homa persono”. Tie ni havas temon, kiu koncernas kaj maltrankviligas ĉiun individuon en ties persona kaj socia ekzisto. Ĉu vi povus precizigi, kion vi komprenas sub tio?

L. S.: La koncepto tiel diskutata kaj, mi timas, ankoraŭ tiel ofte miskomprenata de “'ebla homa persono'” ne estas novaĵo de CCNE[115]. Ni trovis ĝin en la korbo da dokumentoj transdonita al ni de la Etika Komitato de INSERM, kun signifo ellaborita inter la Ministro pri Scienca Esplorado Hubert Curien kaj la kardinalo Lustiger … Por ni – kaj tre speciale por la grupo de interkonsiliĝo pri “la persono” kiun oni petis de mi konduki – la problemo estis ekkompreni ĉu ni povus asimili tiun koncepton. La respondo estis negativa en rilato al la aserto, ke la embrio *estas* ebla homa persono, kiu estas dirmaniero semanta malfeliĉan konfuzon inter la juro kaj fakto de du malsamaj ordoj. “Persono” *ne estas* biologia koncepto, kaj neniu specialisto en tiu fako akceptus, surbaze de sia kvalifiko, respondi al sensenca demando kiel “Ekde kiu momento la homa embrio *estas* persono?”

Tio, kio malblokis la aferon, estas la distingo, kiun mi invitis miajn kolegojn establi inter la ebla homa persono kaj la ebleco de persono, aŭ, pli bone dirite, de homa estaĵo. Tio, ke la embrio de nia specio, ekde kiam ĝi estas formita, entenas la eblecon de elkresko ĝis *homa estaĵo*, tio situas en la ordo de faktoj senprobleme akceptitaj de ĉiuj. Tion dirinte, ni ĉiuj interkonsentos pri tio ke, profite al tia ebleco, la embrio *devas esti traktata kiel* persono – evidente ne kiel persono aktuala, sed kiel persono ebla, kio signifas, ke etike ni decidas meti specifajn limojn al nia povo super ĝi, konsiderante samtempe la homan estaĵon, kiu ĝi povos esti morgaŭ, kaj la *humanitas* al kiu ĝi strebas ekde hodiaŭ. Tiel la koncepto de ebla homa persono estas nete etika koncepto – kun jura alvokiĝo – kies garanti-stampon ni neniel provas trovi en la biologio, sed, male, kies civilizitan valoron ni volas reesprimi al ĉiu esploristo tentata

115 Vidu sub “Mallongigoj”, p. 122.

vidi en la embrio nur ĉel-amason kun kiu fari kion ajn oni dezirus. La kvalifiko *ebla* ne relativigas la postulon pri etika respekto – tiel ke, laŭ CCNE, devas resti malpermesita la produktado de embrioj *in vitro, kun* la sola celo akiri materialon por sciencaj esploroj. *Ebla* difinas tion, kion, prudente parolante, postulas tiu *respekto* – tiel, en etika decido pri iu embrio, la estonta homeco, kiun la medicino antaŭvidas por ĝi aŭ ne, povas esti konsidero pli grava ol ĝia biologia nuno.

Tiu demando, konata kiel la “statuso de la embrio” certe ne venis returne sur sia vojo, daŭre replenigata per novaj interesoj, kiel nuntempe tiu de la nereprodukta klonado – t.e. tiu klonado, kiu ne celas iri ĝis la formiĝo de nova individuo, sed disponigi nin pri pli aŭ malpli multpotencaj stamĉeloj, kio povus malfermi la vojon al terapioj de granda trafpovo. Kaj denove ŝajnas al mi, ke necesas ne restarigi la demandon, kvazaŭ nenio estus jam ellaborita sub la nomo “ebla homa estulo”. Pli ĝenerale, ŝajnas al mi grave ellabori *laikan koncepton* de “persono”, kiu estu akceptebla por ĉiu kiel valida proksimaĵo de la ideo kiun oni faras de ĝi laŭ sia kulturo. Jen tasko pri kiu mi ŝatus konvinki ĉiun, ke ĝi estas de publika intereso.

R. P.: Vian materiisman sintenon nutras la referenco al Kantio, sed ne nur, ĉar vi apogas vin ankaŭ sur nuntempaj pensuloj kiel Habermas kaj Jonas: ĉu la respekto, al kiu vi estas ligita, kaj kies konceptado estas nedisigebla de Kantio, ebligas, laŭ vi, la fondon de nova humanismo? Se ni konsideras la personon principe kiel la 'valoroformon', kiu estas egale alskribita atribuita al ĉiu individuo kiel societano de la homa specio, kiel tiu fakto konsistigas principon samtempe de libereco, de justeco kaj de respondeco?

L. S.: Centrata sur la persono kaj sur la postulo de ties respekto, la morala elpaŝo de Kantio estas elstara citaĵo, kiu ne devas manki en la etika filozofio de la biomedicino.

Sed kiam oni submetas ĝin al ekzamenado fare de la komitato pri etiko, okulfrapas ne tio, ke ĝi estas “rigorula”, laŭ iom banaliĝinta prijuĝo, sed male, ke ĝi ne estas sufiĉe rigora, laŭ jenaj tri aspektoj.

Unue, la universaligo de la maksimo de ago, pri kiu Kantio supozas ke ĝi apartenas al la kapabloj de la pura racio, montriĝas esti pli ĝuste kapableco historie formita, kaj tial dependa de diversaj kulturaj kuntekstoj. Ĝuste tiu obĵeto kondukas Appel kaj Habermas al la propono de 'etiko de la diskuto'; ŝajnas al mi, ke ties limigo orientas nin direkte al ia parlamenta validigo de leĝaj normoj, kaj malpli al profundiĝo en la konsciencon pri etikaj postuloj, ankoraŭ malpli al tiu "ago civiliza", sen kiu iu ajn "komunika ago" riskas miaopinie resti nura deklaro.

Due, la kantia imperativo konsideras nur la nunon de la homaro, dum intertempe klariĝis, ke ĝuste ties estonteco estas en la ludo. Jen kial la "principo de respondeco" de Jonas ordonas al ni agi tiel, ke povu plu daŭri sur la Tero aŭtente homa vivo. Pro tio la etiko akiras ekologian dimension, kiu en si mem estas feliĉa progreso, sed bedaŭrinde ĉe Jonas interdependa kun tre ideologiema kritiko de la '"teĥnoscienco" kaj kun peze patrisma[116] koncepto de la respondeco, de kiu mi forte provas disigi ĝin.

Mi aldonas trian problemon, ankoraŭ pli gravan laŭ mi, kiu tamen neniam antaŭe estis elmetita: la morala elpaŝo de Kantio estas alkroĉita en sia tuteco al la principo de nekontraŭdiro, ĉar la maksimo de ia ajn agado devas esti universaligebla sen logike detrui sin mem, kaj la konflikto inter la devoj estas rigardata kiel nepensebla. Nu, la konstanta sperto de la bioetika laboro estas ĝuste en la opozicio de la postuloj, tiu de la konflikto inter la valoroj. Ĉi tie la dialektika kulturo estas nepra kiel racia maniero por trakti realajn kontraŭdirojn. Denove Markso devas veni helpe al Kantio.

Sed la kontribuo de Markso en tiu ĉi afero estas, miaopinie, multe pli konsiderinda, ĉar li instruis al ni la penson ke "la homo estas la mondo de la homo". Kaj el tiu fundamenta antropologia vidpunkto mi proponis la difinon de la persono, kiun vi citas. Tiu difino estas ne nur simple *rilata*, alivorte intersubjekta, sed pli fundamente soci-historia, t.e. referencanta al "la tuto de la objektivaj sociaj rilatoj". Rekonante en la persono formon de socia esenco, kiu estas imanenta en la individuo, tiu aserto principe malvalidigas

116 En la senco, kiun PIV donas al la neoficiala vorto *paternalismo*. -vl

la senĉese kaj vane rekomencatan esploradon de ia "biologia difino" de la persono. La materieco de la homa korpo ne estas per si mem respektinda; ĝuste pro tio, ekzemple, la etika postulo, ne pagigi por la sango, ne etendiĝas al la sintezaj produktoj, kiuj taŭgas por anstataŭigi ilin.

Inverse, ĉu la simileco inter homigebla kaj homigita roboto kaj homa estulo ne igus ĝin sammezure respektinda? Kvankam la proponita difino de persono forpuŝas la biologian referencon, ĝi pro tio ne resendas la personon al simpla jura fikcio. Kiel individuigita formo de valor-ordo enradikiĝinta en amaso da civilizitaj praktikoj, la persono estas fundamenta fenomeno de la homeco, kiun la juro, la moralo kaj la filozofio establas en ĝia rigoreco, sed ne kreas kaj ne povas ŝanĝi ĝin laŭvole. Tio, kio faras la personon, estas nek la aparteno al la specio *homo sapiens sapiens* – vidpunkto, kiu timige sanktigus la puran biologian donitecon – nek la agnosko fare de jura instanco – kio ĝis neakcepteblo relativigus la postulojn je respekto –, sed la aliĝo al la homa genro, senpere respondecigita en la procezo de homiĝado, el kiu ni ĉiuj naskiĝas similuloj.

Tiun nedisigeblon de la valoro disde la persono ne nur por si mem, sed en si mem kaj eĉ de la partoj de la homa korpo esprimas la koncepto *digno*. Kaj la alskribo de digno estas tipa efiko de la civilizitaj kaj civilizantaj sociaj praktikoj, kiujn ia bioetiko tro idealisma aŭ tro naturalisma forte malagnoskas, ĉar finfine laŭ tiu vojo okazas ĉiu efektiva etikumado de niaj vidmanieroj kaj agmanieroj. Tial tiu grava etika invento, kiu estis la senpageco de la sangodono en la tuj postmilita Francio – antaŭ la milito oni vendis sian sangon en nia lando kiel ankoraŭ hodiaŭ estas kutimo en Germanio aŭ Usono – ne ŝuldiĝas al ia subita iluminiĝo de filozofoj aŭ de teologoj, moralistoj aŭ juristoj, sed al la komuna iniciato de kelkaj humanismaj kuracistoj kaj de centmiloj da salajruloj, kiuj antaŭiris iun ajn leĝfaradon kaj konsideris, ke la persona digno estas nekongrua kun la komerca sangdonado en merkataj operacioj. Jen eksterordinara leciono – pri aferoj kaj homoj – miaopinie tro malmulte konata de aŭtoroj de certa norma bioetiko, kiuj ne vere vidas, kion ili povus lerni de Markso …

R. P.: En 1992, la Konvencio de Rio de Ĵanejro kreis internacian juran kadron por la mastrumado de la biodiverseco, bazita sur utilismaj kaj komercaj kriterioj. En ĝi, la intelektaj rajtoj, notinde ankaŭ la patentoj kiuj koncernas vivajn estaĵojn, estas fiksitaj por certigi la daŭremon de la biodiverseco kaj samtempe varti la ekonomiajn interesojn de la kontraktaj partioj (bioteĥnologiaj industrioj el la nordo, resursaj landoj el la sudo). Kion vi opinias pri la ekonomia logiko, sur kiu apogiĝas la Konvencio de Rio? Pli ĝenerale, kiu estas via pozicio rilate al la problemoj de la patentigeblo de vivaj estaĵoj?

L. S.: Formuli personan opinion pri la Konvencio de Rio kaj ĝia subkuŝanta logiko postulas specifan kompetentecon, kiun mi ne havas. Do mi respondos nur al la demando pri la patentigeblo de homaj korpopartoj, pri kiu CCNE serioze okupiĝis en pluraj okazoj. Tiu demando impete leviĝis ekde la fruaj naŭdekaj jaroj, kiam komenciĝis internacie la konkuro pri la deĉifrado de la homa genomo, konkuro en kiu forte implikiĝis la privata kapitalo, altirata de la perspektivo de astronomiaj profitoj. Kaj ĝiaj premgrupoj ne forgesis disvolvi, ĉie tra la mondo, tiun duoblan argumentadon: nemalhavebla por protekti la necesajn grandegajn financajn investojn, la patentigo tamen ne efikos neakcepteble sur la alproprigeblon de la homa korpo, ĉar la industria patento, pro sia difino mem, koncernas nur inventojn, neniel malkovrojn; kaj samtempe la patento bonfaros al ĉiuj, ĉar la patentigo permesos la totalan disvastigon de la scioj, kiujn ĝi kovras. Post aŭskultado de multaj specialistoj, CCNE unuanime atingis konkludon tute malan. Unue, estas infanlude simple en la genetiko, prezenti ĉiun malkovraĵon, al kiu estas farita eĉ minimuma modifo, kiel rigardebla kiel inventaĵo, do prezenti kiel inventaĵon ĉiun genon aŭ fragmenton de homa geno modifitan kaj deĉifritan. Tial la patentigeblo de la homa genaro signifus, ke tiu genomo en sia tuteco, povus esti alproprigita de privataj firmaoj. Ĉu oni klare konscias pri la giganteco de la paŝo, kiun oni tiel farus direkte al la objektigo[117] de la personoj kaj la konvertado de funda-

117 *Objektigo, aĵigo* kaj *varigo* estas nocioj ĉi-kaze ĉe diversaj aŭtoroj simile uzataj. -vl

PIV 2002 p.798 col.2 : **Objekto** RIM.1 *“Inter **Objekto** k. **aĵo** estas nur tia nuanco, ke la unua vorto insistas pri la ekstareco, la*

menta scio en posedaĵon de privata kapitalo? Due, ni ĉiuj scias, ke en rondoj de la scienca esplorado multaj esploristoj emas konstante prokrasti la publikigon de siaj rezultoj por rezervi al si mem la tempon tiri profiton el tio, kaj ke, krome, regas periodo de sekreteco postulata de la firmaoj kiuj financas la laboron de la akademiaj esploristoj. Tiel la proklamata ekvivalenteco inter la logiko de la patentigo kaj la travideblo de la scio fontas en propaganda argumentado. Jen kial CCNE esprimis sin kategorie kontraŭ la patentigeblo de la homa korpo en ĝia tuteco. La franca leĝo de Julio 1994 kaj la Eŭropa Konvencio pri Bioetiko feliĉe faris same. Sed en afero kiel tiu ĉi, dum la scienca esplorado povos esti *afero financa*, oni ne venkos.

R. P.: Sub la premo de la bioteĥnologiaj industrioj kaj de Usono, la internaciaj juraj konvencioj sur la kampo de la mastrumado de la medio kaj de la genetikaj resursoj estas gvidataj de la deziro serĉi la plej grandan ekonomian efikecon. Tiuokaze, la etiko ŝajnas esti duaranga kompare kun jura aliro forte orientita al certa utilismo kaj, laŭ la plej bona takso, eksteraĵo (kosto), kiun internigi konvenas. Ĉu, fronte al la ĉiopovo de la ekonomiaj interesoj, la etiko ne estas definitive kondamnita al rolo subordigita?

L. S.: Mi kore dividas kun vi la zorgojn, kiujn vi esprimas en via demando, sed mi volus fari du rimarkigojn pri ties formulado. Unue, ĉu vere oni precize karakterizas la celojn de la bioteĥnologia industrio kaj de la politiko, kiun ĝi inspiras, parolante pri la serĉado de la *plej granda ekonomia efikeco*? Ŝajnas al mi, ke tiu parolformo tro facile akceptas propagandan formulon, kovrante realaĵon kiu krude kontraŭdiras ĝin.

Miaopinie oni povas diri "*kun la plej granda ekonomia efikeco*" nur pri aliro, kiu enkalkulas ĉiujn ekonomiajn konsekvencojn, kompreneble inkluzive de tiuj, kiujn la adeptoj de la superreganta ideologio interkonsentis ekspedi inter la "eksteraĵojn". Se vortoj havas signifon, la ekonomia efikeco estas nenio alia ol la *tuta socia*

---

dua pri la konsisto"... -ft

Tute alia afero estas **varigo**, nur ebla efiko (aŭ reala fino!) de aĵo.-ft *efikeco* de ia agmaniero. Se, ekzemple – kiel jam ofte okazis kaj daŭre okazas, malgraŭ la progreso de la bioetiko – en iu biomedicina esploro oni ellasas certajn devigajn antaŭzorgojn sub la preteksto de la *profitodono*, kaj atingas sian celon, kaŭzante seriozajn sandamaĝojn al tiuj, kiujn oni uzis kiel subjektojn por eksperimentado, la tre multekosta kompenso de tiuj damaĝoj evidente estas parto – negativa – de la reala “'ekonomia efikeco” atribuebla al tia esploro.

Se ne, sub la *trompnomo* “ekonomia efikeco”, oni retenas nur la *financan profitigon* de la investita kapitalo, lasante al la socio la ŝarĝon de la kostoj kaŭzataj de la nekompetenteco de la respondeculoj. Tiu problemo estas laŭ mi fundamente grava, ĉar la publika opinio estas tro ofte misgvidata de la konstanta konfuzo inter tiuj du konceptoj, ne nur malsamaj, sed iugrade kontraŭstaraj; ja la filozofio de la privata mastrumado konsistas, laŭ la konata formulo, en pli kaj pli da privatigado de la gajnoj kaj sociigado de la perdoj. Ĉi tie la tuta problemaro de la etiko en aferoj de biologia kaj medicina esplorado estas la "vet-objekto", ĉar estas vere, ke en nia nuntempa ekonomia kunteksto oni daŭre inklinas “eksterigi” la rektajn kaj nerektajn kostojn de etiko, kiu estas prave postulema.

Pro tio mi kritikas ankaŭ la dirmanieron de via demando: “Ĉu, fronte al la ĉiopovo de la ekonomiaj interesoj, la etiko ne estas definitive kondamnita al rolo subordigita?” Mi kontestas, ke ekzistas konflikto inter ekonomiaj interesoj kaj etikaj postuloj: ĉion konsiderinte, mi volonte argumentos, ke agi etike estas, por la socio en ĝia tuteco, ankaŭ agi plej ekonomie. Tio, kion vi nomas ĉi tie '”ekonomiaj interesoj'” estas fakte, ni ne timu diri tion, la interesoj *de la privata kapitalo*, kiuj estas sinonimo, kiel ni vidas ĉiutage, de giganta fuŝado. Jes, estas evidente ia antonimeco inter ĉi tiuj interesoj kaj tiuj kun rilato al pli granda etikeco, cetere ne nur en la biomedicina kampo. Mi bedaŭras, ke tro ofte oni estas tentata esprimi sin kvazaŭ la ekonomio estus nepre la regno de la kapitalismaj kriterioj. Se vere tia estus la situacio, senesperiĝus nia etika estonteco, nia tuta estonteco, ekde la momento kiam la homeco mem ĉesas esti la plej netuŝebla inter la variabloj, kaj fariĝus “varo”. Sed tia ne estas la situacio, kondiĉe ke almenaŭ oni batalu por kontesti, limigi kaj superi la regadon de kriterioj, kiuj detruas tiom da ŝancoj je civilizacio pli alte homa.

R. P.: En sia lastatempa libro, *La Bioteĥnika Jarcento* (1998), Jeremy Rifkin maltrankviliĝas pro la danĝeroj, al kiuj certaj bioteĥnologiaj malkovroj (reprodukta klonado, genetikaj manipuladoj ktp) povus elmeti la homaron. Nu, laŭ la filozofo Jean-Paul Thomas, tiaj retorikoj ofte fontas en tro kompleza alarmismo: la bioteĥnologio finfine ne implicas la esencan demandon, kiu estas tiu de la tempa limigiteco de la homo, ĝia finieco. Sekve, "forgesante", ke la bioteĥnologiaj malkovroj forigos nek malsanon, nek suferon, nek morton, tia bioetika retoriko kaptiĝus en "malbona fido", akuzante la teĥnosciencon pri ĉiuj malbonoj. Al kiu el la du retorikoj vi sentas vin pli proksima?

L. S.: Mi bone scias, kiel facila povas ŝajni la klasika respondo: "Al neniu", tamen mi ne havas alian por vi. Ĉar ambaŭ retorikoj – ni nomu unu, laŭ Jonas, tiun de la heŭristiko de la timo, kaj la alian, esprimatan de tiom da biologoj, tiun de la sciencista optimismo – finfine faras nur unu: tio estas la dialektika identeco de la kontraŭoj … kial ili estas unu, dum ili pledas por du maloj? Tial, ke ili estas la du ekzemplaj respondoj al la sama nekritikita demando, iel kiel: Ĉu la Scienco estas bona aŭ malbona por la Homo? Sed *la Scienco* estas granda mistifikanta abstraktigo, kaj *la Homo* same. Ĝuste tial mi provis montri, en la ĉapitro de mia libro titolita "La kverelo pri la progreso", pro kio tiel engaĝita debato estis senelira, kaj cetere ne tre fekunda. Oni faros imponan liston de la misfaroj kaj danĝeroj de la bioscienco, kaj oni ne malpravos. Sed oni kontraŭmetos al tio la sumon ne malpli imponan de ĝiaj bonfaroj kaj promesoj, kaj oni denove ne malpravos. Kaj do? Jen ni, dumvoje al tiu granda konkluda kaj senefika memkompreneblaĵo: ni provu forigi la malbonon kaj reteni la bonon … Sed kiel atingi tiun ĉi rimarkindan rezulton?

Ĉi tie komenciĝas la reala problemo: ĉu la senĉese akcelata procezo de kreskigo de la biomedicinaj scio kaj povo ne okazas hodiaŭ plejparte ekstere de ajna projekto, eĉ de ajna tutmonda socia kontrolo? Ĉu iu pilotas la aviadilon ? Ĉu tio, kion oni nomas "la Scienco", ne kovras jam larĝan gamon de kognaj, ideologiaj, teĥnologiaj kaj kapitalismaj disvolviĝoj survoje al forta fremdigo de la homo, kiel tiom da sociaj potencoj, kiuj aŭtonomiĝas en rilato al la civitanaro, kaj tial minacas nian estontan homiĝon tiel same kiel la nuntempan? Se tiel statas la afero, kaj mi tiel pensas, ne "la Scienco" estas misfamiginda, nek cetere defendinda; temas pri reguloj de la historia forfremdigo, kiujn ni devas kompreni kaj malvalidigi per sistema organizado de nemalhaveblaj sociaj kaj civitaj realproprigoj – kio starigas nin antaŭ ŝlosilaj demandoj koncerne la demokratiigon de la haveblaj elektoj en la edukado, la informado kaj la prijuĝado de faritaj decidoj, kaj ankaŭ en la kreado de novaj publikaj mastrumsistemoj aŭ de miksitaj formoj kun publikserva misio. Necesas pasi de la malplena abstrakta debato, senĉese gurdata de la amasinformiloj – laŭ kiu "la Scienco" en si mem ekzistas ne pli ol "la Homo" – al intensaj diskutoj pri gravaj konkretaj problemoj kiel la maniero de financado de la sciencaj esploroj, la publika alireblo de gravaj publik-orientitaj politikaj debatoj, la profesia etiko de la scienca informado, la decida demokratiigo de la bioetiko ...

R. P.: En via libro, vi adoptas tradician marksisman pozicion: laŭ tio, sub la formo de amasigita kapitalo, la mono laŭ tio estas ne nur la vera personigo de la potenco, sed ankaŭ la konsekvenco de la objektigo de la persono : en sia vesto de fremdiganto, la mono kiel celo en si mem kristaligas la tutan perforton de la socio. Nu, utilismano aŭ liberalulo insistus prefere pri la interŝanĝ-funkcio de la mono, kiu estus nur rimedo per kiu, malfermante al ili la spektron de la eblaj elektoj, individuoj atingas la realigon de siaj celoj. Laŭ tiu perspektivo, la mono estas prefere liberiga vesto, ilo kiu ebligas al individuoj regi parton de sia estonteco. Ĉu vi ne opinias, ke la marksisma rilato kun la mono, kiun vi defendas, apartenas al ia historie eksvalida vidmaniero, kaptita en materiisma kaj darvinisma ideologio? Ĉu vi mem ne sekvas iun heŭristikon de la timo, konsiderante la monon la radiko de ĉiuj malbonoj?

L. S.: Al tiu iom pika demando – kaj mi ne plendas: vivu la sincerecon en la kunfrontigo de la ideoj, antaŭkondiĉo por eventuala konsento inter personoj –, mi same respondos: la vidmaniero, kiun mi persone trovas tre "tradicia" estas tiu pri ia marksisma kritiko, kiu "konsideras la monon la radiko de ĉiuj malbonoj", kvazaŭ Markso estus katolika teologo el la "bona" epoko. La ĉefverko de

Markso ne estas titolita *La mono*, sed *La kapitalo*, kaj certe ne al li necesas instrui la interŝangfunkcion de la mono. Sed jen: la temon pri la mono kiel "ilo kiu ebligas al individuoj regi parton de sia estonteco" li ŝatis karakterizi kiel dolĉan robinsonaĵon kompare kun la reala logiko de la sinvalorigon de la kapitalo. Se vi serĉas "historie eksvalidan vidmanieron", ni trovas ĝin ĝuste en la kapitalismo kaj, fakte, valida *antaŭ* la marksisma kritiko: la "nevidebla mano" de Adam Smith ja antaŭas je preskaŭ tuta jarcento la "glaciajn akvojn de la egoisma kalkulado" de Markso ... Tio, ke liberalulo kredas povi miskvalifiki la marksisman aliron "historie eksvalida" vere estas ridiga.

Sed ni iru al la kerno de la afero. La tuta sperto, kiun CCNE – kie marksistoj estas malmultaj ... – akumulis dum dek kvin jaroj, kondukis ĝin al la preskaŭ unuanima konstato, ke la mono kiel privata kapitalo kaj kiel profit-avida financilo *ĝuste ne* estas ilo je la servo de la biologiaj kaj medicinaj esploroj, sed ke la aferoj nehaltigeble inversiĝas: la biologia kaj medicina esplorado tendencas iĝi mem rimedo je la servo de la financa profito. La liberala retoriko aperas ĉi tie kiel esence apologia kaj mita. Mi disvolvis la argumentadon pri ĉi tiu punkto en artikolo, kiun afable petis de mi la *Revuo pri Financa ekonomio* por sia speciala eldono en la aŭtuno de 1995 pri "La financado de la Publika Sanservo". En ĝi mi analizis malfacile refuteblajn ekzemplojn de la ekscesa investado de privata kapitalo en modeloj de medicina asistado en la plej malaprobinda formo de generado, aŭ ĝia impeto al la oro de la genetika testado sen rilato kun iu ajn terapeŭtiko, kun dramecaj konsekvencoj, dum la sama privata kapitalo simple retiriĝas el absolute gravaj sanservaj taskoj kiel la preventado de aidoso en Afriko, por ne mencii la ripetan disvastiĝon de la plej aĉaj var-fraŭdoj. Mi konsideras, ke mi evidentigis – post aliaj, inter kiuj multaj tre malproksimaj de la "tradicia" marksismo ... – ke ni jam longe transiris de la financado kiel ilo por esploroj, al la esplorado kiel rimedo por la financoj.

Temas pri inversigo kun nekalkulebla etika kaj eĉ antropologia danĝero. Fakte, en tio kuŝas miaopinie la kerno de la problemo de tio, kion oni foje nomas la "biomedicina revolucio", kiun ni observas: la senbrida vetkuro al la financa profitigo en kiom eble plej mallonga tempo laŭ eĉ pli mallonga perspektivo, kiu diktas sian leĝon, limigitan al kampo de teoriaj esploroj kaj de praktikaj progresoj, kiuj decidigas pri fundamentaj trajtoj de tiu homaro, kiu ni poste estos. Kiam, de la kulture plej diversaj horizontoj, feliĉe konturiĝas komuna konsciiĝo pri tio, ke urĝas restarigi la unuarangecon de homaj celoj super "io ajn" profitdona – pensu ekzemple pri la postmenopaŭza gravediĝo pro motivo de banala konveno, aŭ pri la reprodukta klonado kun la fantasma preteksto, ke ĝi donos duan vivon al mortinto ... – Ĉu utilisto aŭ liberalulo dirus al ni: rezignu do pri tiu "historie eksvalida vidmaniero, kaptita en materiisma kaj darvinisma ideologio" favore al la moderna kaj savanta "lasu fari, lasu pasi"? Sincere, mi ne donus multon por tia trompaĵo.

R. P.: En la biomedicina kampo, la konfliktoj inter la etiko de la profito kaj la bioetiko kondukas laŭ vi al la neceso '"civilizi la ekonomion'" per publika reguligo de biomedicinaj aferoj. Laŭ tiu vidpunkto vi emfazas la rolon de la politiko. Tamen usonaj ekonomikistoj de la skolo de la '"publikaj opcioj'" pruvis, ke la utilisma kalkulo, kiun vi denuncas, ĉeestas ankaŭ en la politikista logiko. Laŭ tiu skolo, la racieco de politikistoj obeas ekskluzive la logikon de la reelektado, kio klarigas ilian oportunisman konduton (fikomplezo, koluzio, koruptado, alstrebado de profito, premgrupado). Normigocele tiuj ekonomikistoj konkludas, ke estus dezirinde atingi neŭtraligon de la politikistaro por minimumigi la publikan malbonon. Fronte al tiu tipo de elreviga analizo, ĉu via fido en la politikistoj ne aperas iom utopia?

L. S.: Via demando tre oportune ebligas al mi forigi tion, kio ŝajnas al mi profunda miskompreno pri la vorto "politiko". Mi tute konsentas kun tio, kion vi diras pri la "racieco" de la politiko, kiom ĝi koncernas la utilisman mastrumadon de la ŝtata potenco kaj ĝiaj defioj – eĉ se eble la analizo, kiun mi faras, ne estas komplete sama kiel via. Kompreneble, ni trafus de Scilo al Ĥaribdo, se ni imagus, ke ni povas "minimumigi la publikan malbonon", frukto de nesufiĉe "civilizita" ekonomia mastrumado, kaj alvoki politikan sistemon, kiu mem estas la predo de la plej okulfrapa utilisma inversigo de celoj kaj rimedoj. La franca dramo de la infektita sango estas tre lumiga tiurilate. Oni multe ripetis, speciale de la liberala flanko, ke la principo de la nevendeblo de sangderivaĵoj kaj, pli vaste, de la senprofita statuso de transfuzadoj, markis la plej laŭte resonantan fiaskon en tiu ĉi dramo, kvazaŭ la amplekso de la dramo ne estus de la sama ordo en tiuj landoj, kie similaj agadoj estas senescepte komercaj. Sed oni ne substrekas tion, ke la plej rektaj kaŭzoj de la infektado de la francaj pritransfuzitoj kaj hemofiliuloj kuŝas en praktikoj senpere inspiritaj de la dediĉo al la profitigo, kontraŭa al la oficiala filozofio de la sistemo – aparte la industrinivela kunigado de grandaj kvantoj de sero kaj la kolektado de plasmo en mallibere-joj – dediĉo al la profitigo kun preskaŭ liberala spirito, alproprigita al si de la direktejo de la CNTS[118] [2] de kiam, en 1983-1984, ĝi ĵuris la *politikan* kredon je la "turnopunkto de la rigoro" de la socialistaj gvidantoj de tiu epoko. Ĉu necesas diri, ke tiel komprenata "fido je la politiko" fontas en utopio?

Ŝajnas al mi, ke la vorto "politiko" en tute alia senco donas al ni eliron por uzi ĝin ne utopie kontraŭ la forta disvastiĝo de certa maletikeco, kiu ofte jam atingas nivelon de netolereblo. Mi pensas ekzemple pri la kontrasto inter la profitkvoto realigata de la multna-ciaj farmaciaj firmaoj kaj la inerteco fronte al la sanserva stato de du trionoj de la homaro. La politiko, kiun konvenas alvoki, estas, laŭ mi, la rekta implikado de viroj kaj virinoj en la konsciiĝon pri sia stato, por ke ili alfrontu ĝin propramane. Tiu politiko konturiĝas en la ankoraŭ maldense kaj singulte disvastiĝanta movado de demokra-tia realproprigo de tro da fremdigitaj povoj, anticipante novtipajn potencrilatojn – kiuj iras de la aŭtente socia mutualismo ĝis asocioj de pacientoj kapablaj fari bone pripensitajn proponojn, de la pluris-ma ellaborado de skizoj de nova sanserva ekonomio al la ebla ĝene-raligo de inteligenta etika gardado de la biomedicino ... Hodiaŭ la "desupra" politiko estas en profunda krizo kaj, kontraste kun ĝi, palpe estiĝas ia politiko "desube". Fidi tiun ĉi lastan kaj streĉi siajn fortojn por kontribui al ĝia evoluo estas, laŭ mia opinio, ĝuste la malo de utopio, kvankam laŭveste unu similas al la alia: ili celas la estontecon.

R. P.: Ekzistas ia tendenco en la bioetika retoriko (kaj en la publika opinio) kulpigi la sciencon pro blindiĝo kaŭzita de ĝia

118 La Nacia Centro pri SangoTransfuzo, hodiaŭ ensorbita de diversaj strukturoj.

submetiĝo al la financa logiko. Sed kritikante la proksimiĝon inter la sciePPnca kaj la ekonomia logiko, ĉu oni ne trotaksas la potencon de la scienco? Ĉu vi pensas, ke la sindemandado pri la celoj de la scienco kaj pri ĝiaj rilatoj al la mono estu debato nur ene de la scienca mondo aŭ ĝi okazu en socia strukturo, implikante demokratian debaton?

L. S.: Via demando parolas pri "aŭ" kaj mi deziras respondi per '"kaj'". Ĉar vere mi opinias, ke ni bezonas ambaŭ, ne nur samtempe, sed en reciproka resonado. Ia socia strukturo, implikanta demokratian debaton" ŝajnas al mi nemalhavebla. Ĉar se oni nepartie konsideras la situacion, nek malglore nek tro belige, ni devas konstati kiel profunde la hodiaŭa biomedicina esplorado estas trapenetrita – kvankam tre neegale laŭ landoj, sektoroj kaj institucioj – de certaj maltrankviligaj procezoj: la senlima financecigo de la projektoj, senprincipaj strategioj de amasinformado, la erozio de esenca profesia moralo, ruinigaj ideologioj kiel tiu de la "ĉio estas genetiko" ...

Ni troviĝas en trapasejo, en kiu klare ne eblas konfidi nur al la scienca komunumo la rigoran laŭetikigon de ties agado kaj la esencan demokratiigon de ties perspektivoj. Cetere, multe da esploristoj montriĝas tre konsciaj pri tio kaj alvokas al dialogo same civitana kiel institucia.

Tamen, neniel temas pri maniero diri deekstere al la scienca komunumo, kion ĝi povas kaj ne povas, kion ĝi devas aŭ ne devas fari. Nenio povas anstataŭi la internan debaton, la kvalifikitan prijuĝon kaj la sekvan respondeciĝon, kiujn jam ofte tiu komunumo retrankvilige atestas. Ŝajnas al mi, ke la bioetiko havas la alvokiĝon, ĉiam pli ofte roli kiel antaŭzorgo ene de la biomedicina esplorado mem, dum ne ĉesas la deekstera interpelaciado el la publika komunumo. Nur ĉi tiu dialektiko inter la ekstero kaj la interno ŝajnas al mi kapabla levi la sindemandadon pri la celoj ĝis la nivelo postulata de la senprecedenca radikaleco de la demando, kiun jam nun oni starigas ĉiupaŝe al la biomedicino: kia homaro ni volas esti?

R. P.: Vi rigardas la donon en la biomedicino kiel la bazon de solidarema kaj mutualisma kompreno de la socio kaj asertas ke la dono ne fontas en iu teorio de interŝanĝo. Nu, esploristoj de

MAUSS (Kontraŭ-Utilisma Movado en la Sociaj Sciencoj), ekzamenante la simbolaron, kiu karakterizas la donon, pruvis, ke eĉ en arĥaikaj socioj ĝi nepre elvokis kontraŭdonon kaj, implicante tiel la reciprokecon de devoj, do, fakte sekvis el teorio de interŝanĝo. Kiel vi kunkonsideras tiun artikon inter la dono kaj kontraŭdono en via bioetika diskurso?

L. S.: Kompreneble mia tezo ne eldiras, ke "la dono ne fontas en iu teorio de interŝanĝo", kio estus ĝenerale nedefendebla, sed ke *biomedicina* dono – dono de sango, de gameto, de organo k.s. – dependas ne de ia interŝanĝemo, sed de la *solidaremo*, kiu estas io tute alia. Tiurilate, mi ne kredas, ke la analizoj, kiujn vi mencias kaj kiuj celas alian objekton, malvalidigas la logikon, pri kiu temas ĉi tie. La etiko de la organdono ne estas ligita kun la logiko de kontraŭdono. Ĝi estas profunde ligita kun la principo de anonimeco: organo estas donata al alia persono, ĝenerale al *nekonata paciento.* Tiuokaze dono povas esti vere *senpaga,* sen postuli kontraŭdonon, kaj tiel, elirante el la logiko de interŝanĝo, ĝi eniras en tiun de la solidareco. Ĉu oni replikos ke, dono farita al la homa komunumo tamen supozigas, en okazo de bezono, la reciprokecon? Tio eblas, sed ne necesas: eĉ plej ofte oni donas organon, esperante ke oni neniam bezonos ĝin reciproke. Do, tiu logiko estas tre malsama de tiu de la interŝanĝo. Ni retrovas ĝin en la gesto de laboristoj, kiuj kolektas monon por helpi la familion de kamarado, kiu mortis en laborakcidento. Tiel, ili faras pli, kaj eĉ ion tute alian, ol asekuri sin kontraŭ eventuala propra akcidento en la estonteco, kiun ili ja esperas neniam renkonti. Ili kotizas sian kontribuon al la homa genro: "Ni ne estas bestoj". Tio estas logiko tute alia ol tiu de interŝanĝo. Sen dubo ni vidas ĉi tie skizon de iu malsama estonta ekonomio, liberigita el la reguloj mem de la komerca justeco, kiu hantas la rilaton dono-kontraŭdono, kaj konturanta certan solidaran postkomercan socialecon, en kiu donoj okazas senkompense.[119]

R. P.: En la fino de via libro vi menciis '"la estontecon de bioetiko'", kiu jam nun fariĝis parto de nia nuntempo. Vi tiam ŝanceliĝis inter unuflanke certa optimismo kaj iagrada certeco pri la profito

119 Pri tio vidu mian diskuton de la konceptoj de Jacques Derrida pri la neebla dono en mia libro *Kritike pri la Bioetika Racio,* p. 304-308.

tirata el la agado de la Komitato pri Etiko ekde ĝia kreado, kaj aliflanke aŭtenta dubo pri ĝia kapablo daŭre certigi tion. Hodiaŭ, kion vi pensas pri tiu Komitato, al kiu vi apartenas jam de dek ses jaroj? Kion vi pensas pri la pozicio de Dominique Memmi, kiu skribas en lastatempa libro, rekte inspirita de la potenc-koncepto de Michel Foucault, ke la bioetiko kontrolas la korpon de malantaŭe, kaŝante kaj negante la arbitran kaj devigan karakteron de la normoj, kiujn ĝi starigas, kaj asertas, ke la efektiva laboro de la Komitato pri Etiko ekde ties kreiĝo finfine nur metas komercistojn kaj pastrojn dorson-kontraŭ-dorso? Kion pensas vi, vi kiun neniu povas suspekti esti unu aŭ la alia? Ĉu eble la bioetiko troviĝas sur vojkruciĝo, *kontestata* kaj *konstatata* pli ol iam antaŭe? Enfokusigita de la amaskomunikiloj kaj de politikistoj, ĉu ĝi ne devus eĉ pli diversigi la direktojn de siaj esploroj kaj de ties diskonigo al laŭeble plej granda publiko? Ĉu, tiel farante, ĝi ne devus tendenci al *anticipado*, anstataŭ respondado per decidoj *reage* al la problemoj starigitaj de la biomedicina teĥnologio kaj ties industria kaj komerca ekspluatado? Ĉu tio ne estas la prezo pagenda por pravigi la ekziston de tre dokta kaj kelkfoje influa institucio, ŝarĝita per la tasko, – suferiga, certe laŭ la publika opinio – prononci avizojn kaj efektivigi ne pli ol nur simplajn studojn, sed neniam vere rajtigita fari decidojn?

L. S.: Tio, ke la bioetiko hodiaŭ staras sur vojkruciĝo, estas ekzakte kion mi pensas, sed pro kialo pli radikala ol tiu, kiun vi citas. Multajn kritikojn oni povas fari al institucio kiel CCNE, sed kial oni zorgas tiel malmulte pri la hospitalaj komitatoj pri etiko, kiuj plu daŭrigas, malgraŭ preskaŭ ĝenerala indiferenteco, sian neanstataŭeblan agadon, aŭ pri la Konsilaj Komitato por la Protektado de Personoj cedemaj al la Biomedicina Esplorado, establitaj de la leĝo Huriet CCPPRB[120] pri kiuj multo estus dirinda? Oni povas ekzemple subteni la tezon, ke ĝi "nur metas komercistojn kaj pastrojn dorson-kontraŭ-dorso", kiu ŝajnas al mi misprezento de la realaj faktoj ... – kaj ĉiuj kritikoj estas konsiderendaj. Sed, laŭ mi, la kerna demando kuŝas ne tie.

120 Konsila Komisiono pri protektado de la personoj cedemaj al biomedicina esplorado, establita de la leĝo Huriet.

La plej grava atingo de CCNE ekde ĝia kreado en 1983 ne estis la eldono de produktoj de nia tre intensa laboro, t.e. dekoj da konsilaj avizoj, konsilaj, ĉar CCNE estis saĝe establita kiel organo sen potenco, kies sola aŭtoritato povis deveni nur el la ebla saĝo de ĝiaj avizoj. Tio signifas ke, tiel agante, ĝi iom post iom montris, ke homoj tre malsamaj inter si kapablas interkonsenti pri civilizita maniero, respondi al la tre novaj kaj ofte tre timindaj temoj, kreitaj de la biologia esplorado kaj medicina renovigado, interkonsenti ne pri ia rabatita komuna denominatoro, sed male pri la laŭeble plej alta postulo: la respekto por ĉiu homo kaj por ĉio en la homo. Tio siavice ebligis la transiron de la etiko en la juron kaj en la leĝojn de 1994, kies revizio estas atendata por 1999, kaj kiuj, preter siaj mankoj kaj ripareblaj difektoj, kreis en nia lando la necesegan fundamenton por publika ordo, kiu malhelpu tiun "ion ajn" tiel detruan, kiu minacas nin ĉiujn, ĉiupaŝe minacas la *humanitas* mem de la homo. Jen la atingoj de CCNE, kaj estas eĉ io pli fundamenta laŭ mi: kontribui al la *klerigado* de la publiko pri la progresoj de la scienco kaj la sekvaj senprecedencaj moralproblemoj, kaj kapabligi la civitanaron *juĝi mem* – ĉar tio estas la celo, la sola celo, mi kredas, kiu plene pravigas la ekziston de ĝenerala kaj nacia komitato pri etiko kiel CCNE.

Raportante ĉiujare, publike kaj el diversaj vidpunktoj pri siaj laboroj, kiel ĝia fonda dekreto postulas, sendante siajn membrojn al rektaj diskutoj pri la plej aktualaj aferoj kun multaj mezlernejaj klasoj kaj diversaj aŭdantaroj tra la lando, klopodante fari de la bioetiko publikan posedaĵon laŭ la tre strikta mezuro de la rimedoj, ŝpareme asignitaj, CCNE plenumis en komplete volontula kadro *demokratian* funkcion, mi ne scias ĉu iusence laŭ "Foucault" aŭ ne ... Ekzemple, ĝi helpis ekkoni la praktikon sub la falsa nomo "surogataj patrinoj" – kiu efektive kovras la donon aŭ preskaŭ ĉiam la vendon de ovocito – aŭ la multobligon de genetikaj testoj, aŭ la perspektivon de la reprodukta klonado – tiu kiu celas produkti infanon –, kion oni ne konfuzu kun la nereprodukta klonado, kiu nur celas akiri ĉelojn. Ĝi helpis kompreni, ke ĉio tio – sub unuavide atentokapta ŝajno – malfermas la riskon de la plej gravaj misuzoj. Tiu rolo, malofte reliefigata, ege superpezas en mia menso ĉiujn kritikojn, pravajn aŭ ne, kiujn oni povis fari al ĝi.

Sed tia funkcio estas esence *provizora*, se ĝi ne refutas sin mem, kiel Jean Bernard, la unua prezidanto de CCNE, substrekis kun granda merito ekde la komenco, meze en la ĝenerala neatento kaj eĉ, mi devas diri, ene de CCNE mem. Se la baza rolo de tia komitato estas efektive helpi la civitanaron, ke ĝi juĝu el si mem sur la kampo de la biomedicina etiko, tiam nepre venas momento, en kiu oni povas konkludi, ke tiu rolo estas pli aŭ malpli plenumita. Plilongigi la vivon de CCNE preter tiu punkto garantias, ke ĝia reala funkcio estos transformita en sian malon. Komence nutrinte la demokration sur tiu tereno, per ĝia daŭrigo la komitato ĝin *konfiskus*. Tiu inversigo ŝajnas al mi neevitebla. Kaj mi opinias, ke ni alvenas al tiu momento. La publika opinio, en sia tuto, ne plu estas malklera aŭ sensperta fronte al la grandaj etikaj demandoj de la biomedicina revolucio. La nacio sin ekipis per leĝoj, kies reekzameno kondukos al parlamentaj debatoj. La fino de tiuj debatoj, kiujn CCNE devas voli laŭeble larĝigi, estus la ĝusta momento por konsideri sian taskon plenumita, kaj la vojon libera, por ke ĉiuspecaj demokratiaj procezoj – politikaj, amaskomunikilaj, kulturaj, asociaj k.s. – iru antaŭen. Ĉu povas ekesti siavice gravaj novaj problemoj? Sendube: se oni konsiderus tion necesa, oni tiam kreu nacian etik-komitaton, *por la okazo* kaj *provizoran*, por ekzameni ilin. Sed tio estus tute alia afero ol eternigi ĝeneralan nacian komitaton pri etiko, kies porĉiama ekzisto implicus, ke nur komitato, pensanta anstataŭ la civitanaro en ties tuteco, estus kapabla fari inteligentajn eldirojn pri la bioetiko.

Mi povas certigi al vi, ke CCNE, de sia ekfunkciado, al kiu mi kontribuis, ne konsideris sin rondo de spertuloj, kreita en la koridoroj de la potenco por anonci desupre la etikon al neplenkreskula socio. Ni konsideris nin – mi scias, ke mi povas paroli ne nur por mi mem – grupo de civitanoj inter aliaj, certe pli bone instruitaj pri certaj aferoj, sed pro tio morale ne pli kvalifikitaj – hazarda samplo el la nacia kolektivo, je kies servo ni ricevis la provizoran taskon ekesplori ĝis tiam malmulte konatan terenon kaj desegni por ĝi ties unuan mapon, surbaze de kiu ĝi povu mem plu orienti sin. Tiel okazis, ke ni alprenis pozicion kontraŭan al la atendoj de iu ministro, ekzemple kontraŭ la varigo de sangoderivaĵoj, kiun implicis la eŭropa direktivo pri la sango kiel kuracilo – unu el ni pagis tiun kuraĝon per sia eksmembrigo. Por mi, ĉi tiu humila mensostato, rezistema kaj respondeca, estas daŭre la sola taŭga por tasko, kiu koncernas la etikon, male al la stultaj pretendoj de tiuj "bioetikistoj-kvazaŭteĥnokratoj". Mi tre timas, ke per sia pludaŭra instituciigo, nacia kaj ĝenerala komitato pri etiko, malfacile evitas rifuĝon en alian logikon, tiun de ia "saĝula komitato", kredanta ke ĝi devas respondi nur al la potencoj, kiuj nomumis ĝin kaj eviti ĉiujn iniciatojn, kiuj riskus ĝeni tiujn potencojn.

Post la sukceso de la CCNE-tipa formulo en Francio, naciaj komitatoj pri etiko formiĝis iom ĉie, de Japanio al Usono mem. – Sed, el la du konceptoj, kiujn mi skizis, kiu venkos en la vasta institucia sistemo tutmondiĝanta? Starigi la demandon per si mem ebligas diveni tian respondon, kiun mi trovas maltrankviliga, ĉar ĝi rekte kondukas al ŝtatismo, kvankam la tuta problemo kuŝas, male kaj ĝuste, en la trovo de aktiva kaj vigla demokratio. Tial mi opinias, ke anstataŭ esprimi oficialajn gratulojn pri la progresoj de la bioetiko, nun jam kanonizita kiel scienca disciplino, ni sonigu la horon por starigi mordantajn demandojn: kial eternigi la naciajn komitatojn pri etiko? Kiel popularigi la zorgojn pri la bioetiko? Kia homaro ni volas esti?

Vikipedio: Praĉelo

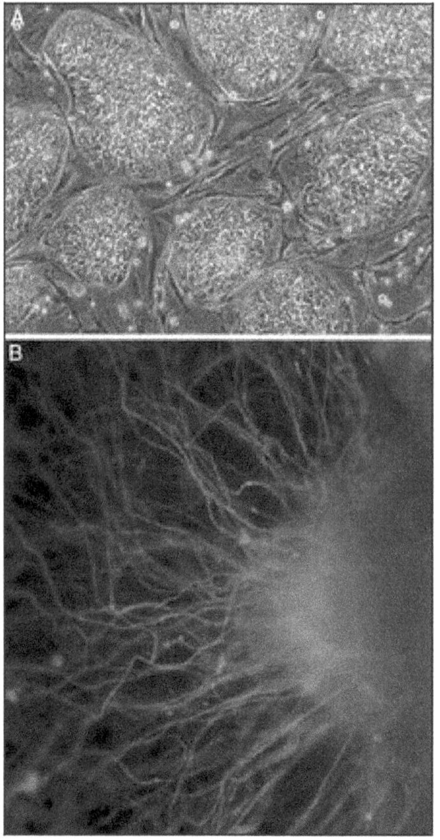

Homaj embriaj praĉeloj : A: sendistingaj praĉeloj. B: nervaj praĉeloj

Praĉeloj, aŭ **stamĉeloj**, estas korpaj ĉeloj, kiuj ankoraŭ ne estas diferenciĝintaj. Tio signifas, ke ili ne estas specialigita por organisma funkcio (kiel ekzemple hepatoĉelo); sekvas, ke ili povas evolui al aliaj specoj de ĉeloj kaj multiĝi per mitozo. Oni povas akiri praĉelojn el la sango de la umbilika ŝnuro.

Multaj esploristoj kredas, ke praĉeloj revolucios medicinon, ebligante al kuracistoj ripari specifajn histojn aŭ kultivi organojn.

Formoj

Ekzistas du formoj: Embriaj kaj adoltaj praĉeloj.

Embriaj praĉeloj

Embriaj praĉeloj (mallongigo **ES-ĉeloj** pri embriaj stamĉeloj, aŭ ankaŭ foje **ET-ĉeloj** pri embriaj trunkaj ĉeloj, vidu la paragrafon "Rete en Eo") havas du tipojn.

1. tiuj, el kiuj konsistas embrio ĝis sia fazo kun 8 ĉeloj: El tiuj ĉeloj evoluas poste ĉiuj ĉelformoj de la estiĝontaj organismoj. Oni nomas ilin pro tio **totipotentaj**. Al la totipotentaj praĉeloj apartenas kompreneble ankaŭ la fekundigitaj ovoloj.

2. praĉeloj el la blastula fazo nomataj **pluripotentaj**: el ili povas diferenciĝi ĉiuj korpoĉeloj de la ĉefaj histotipoj (endodermaj moruloj de la digesta sistemo), mezodermaj (muskoloj, ostoj, sangoĉeloj) kaj ektodermaj (haŭtaj ĉeloj kaj nervaj ĉeloj)), sed la placento ne plu. Oni distingas inter:
   - la veraj embriaj praĉeloj (ES-ĉeloj) el la interna ĉelmaso de la blastulo,
   - EG-ĉelo (*Embryonal Gonad*),
   - EC-ĉeloj (*Embryonal Carcinoma*).

Adoltaj praĉeloj

Adoltaj praĉeloj, ankaŭ nomataj *somatikaj* (el greka Σωματικός, “la korpo”) praĉeloj, estas praĉeloj, kiuj subtenas kaj riparas la histojn, en kiuj ili troviĝas.. Ili povas troviĝi en histoj de plenkreskuloj kaj ankaŭ de infanoj.

Pluripotentaj adoltaj praĉeloj estas maloftaj kaj ĝenerale malmultaj, sed ili povas troviĝi en la sango de la umbilika ŝnuro kaj aliaj histoj.

La plejmulto da adoltaj praĉeloj havas restriktan agokampon. Oni diras, ke ili estas multipotentaj, t.e. ili povas evolui en plurajn specojn de ĉeloj, sed nur tiujn de proksime parenca familio de ĉeloj. Ili ĝenerale nomiĝas per sia hista origino (ekz. *dentopulpa praĉelo*).

Traktadoj de adoltaj praĉeloj estis sukcese uzataj dum multaj jaroj por trakti leŭkemion kaj rilatajn osto-/sango- kancerojn per medolotransplantado. Adoltaj praĉeloj estas uzataj ankaŭ de bestkuracistoj por trakti tendenajn kaj ligamentajn lezojn de ĉevaloj.

La uzo de adoltaj praĉeloj en esplorado kaj terapio ne estas tiel kontestata kiel la uzo de embriaj praĉeloj, ĉar la produktado de adoltaj praĉeloj ne postulas detruon de embrio. Aldone, en kazoj en kiuj adoltaj praĉeloj estas liveritaj de la ricevonto (oni parolas pri *aŭtogreftado*), la risko de malakcepto estas esence neekzistanta. Konsekvence, la usona registaro financas pli la esploradon pri adoltaj praĉeloj.

Praĉela medicino

Ankaŭ la plenkreskuloj havas specifajn praĉelojn, kiujn oni povas uzi en medicino. Oni uzas jam ekde 30 jaroj la praĉelojn de la osta medolo por kuraci leŭkemion kaj ankaŭ limfomojn. Dum la ĥemiterapio, la plimulto da la kreskantaj ĉeloj – sanaj kaj malsanaj korpaj ĉeloj – grave detruiĝas. Pro tio, oni forigas la praĉelojn el la osta medjolo antaŭ la operacio kaj post fino de la procedo, denove aldonas ilin. Tiuj praĉeloj do produktas denove grandan mason je ruĝaj kaj blankaj globuloj, tiel la sango restas sana.

Praĉela esplorado

La praĉelaj esploroj kun embriaj estas tre esplordonaj, sed samtempe tre diskutataj pro etikaj konsideroj. Oni eksperimentas per la praĉeloj por produkti haŭtajn, korajn (muskolajn), nervajn ktp ĉelojn.

Kazutoshi Takahashi kaj Shinya Yamanaka de la Universitato de Kioto kaj sciencaj esploristoj de la Universitato de Wisconsin raportis respektive en 2006 kaj 2007 en la revuoj *Cell* kaj *Science* pri sukceso transformi korpajn ĉelojn de maturaĝaj homoj en *induktitajn pluripotentajn stamĉelojn* (iPS)[10] Fakte estas kvar centraj, ripozantaj genoj, kiuj estas aktivigitaj en la ĉeloj, tiel ke ili evoluas en staton de embriaj ĉeloj. De la artefarite reprogramitaj ĉeloj, la esploristoj povis kultivi maturigitajn praĉelojn en petri-plado, ekz-e pri ĉeloj de kora muskolo kaj nervaj ĉeloj.

Plantoj

Ankaŭ la plantoj posedas praĉelojn. Tiuj troviĝas ĉe la pinto de la ŝoso en la t.n. pinta meristemo same ĉe la radikaj pintoj en la radika meristemo.

El Vikipedio

(La piednotoj ne estas reproduktitaj. -vl)

Pri uzitaj terminoj

Ni intence lasis ĉi tie la diversajn terminojn, kiuj parte kongruas kun tiuj uzataj en la traduko de la verko de Lucien Sève (ekz-e la termino *praĉelo*), parte ne (ekz-e *stamĉelo, trunkĉelo,* kiuj, laŭ ni, havas la saman nocion kiel *praĉelo*, estas do sinonimoj de ĝi). -vl

Mallongigoj

C.C.N.E.: Nacia Konsila Komitato pri Etiko en la scien coj de la Vivo kaj de la Sano

CCPPRB: Konsila Komisiono pri protektado de la personoj cedemaj al biomedicina esplorado, establita de la leĝo Huriet

C.N.N.E.: Nacia Konsulta Komitato pri Etiko

CNTS: Nacia Centro pri SangoTransfuzo, hodiaŭ ensorbita de diversaj strukturoj.

E.N.S., en la Ulma Strato: École Normale Supérieure (la altlernejo por estontaj instruistoj

MHR: Medicine helpata reproduktado

STM: Sekse transdonataj / transdoneblaj malsanoj

v.c.: verko citita

Noto de la redaktinto

Kiel Lucien Sève jam diris, la scienco faras grandegajn paŝojn antaŭen, kaj post la verkado de tiuj ĉi tekstoj ĝi tute ne haltis. Kaj tamen, kiel jam plurfoje rimarkiĝis en la teksto, la terminaro en Esperanto de la ĉi tie skizita evolustato ankoraŭ tute ne estas stabila. Pluraj terminoj estas ĉi tie en Esperanto uzataj nur provizore, atendante pli vastan diskutadon kaj stabiliĝon. Kaj dum la pozicio esprimita de la aŭtoro ŝajnas rezisti al ĉiaj kromaj ŝanĝoj en la evoluo de la scienco, kompreneble de tempo al tempo eblas registri pluajn paŝojn en la demando pri demokratio kaj etiko en biologia esplorado.

Pri la terminoj kaj ilia enhavo eblas proponi kaj diskuti en la ĵus kreita diskutlisto

biologia-terminaro@groups.io

al kiu oni povas simple sendi siajn kritikojn kaj proponojn kaj diskuti pri ili. Kaj pli ĝenerale, aŭtoroj kaj tradukistoj diskutas, interalie pri terminaj demandoj, en la diskutlisto de MAS:

diskuto@mas-eo.org

En la dua same kiel en la unua, viaj kritikoj kaj proponoj estas bonvenaj.

Havano, en la koronvirusa[121] Aprilo de 2020,

Vilhelmo Lutermano

121 La koronviruso, kiu mortigis nian aŭtoron. -vl

Bibliografio de libroj de MAS menciitaj en tiu ĉi verko

Aranĝita laŭ la MAS-numeroj.

44: Karlo Markso: Kontribuaĵo al la kritiko de la hegela jurfilozofio. Enkonduko. Kontribuaĵo al la kritiko de la politika ekonomio. Antaŭparolo. Kun teksto de Jozefo Ŝlejfŝtejno. Elgermanigitaj de Vilhelmo Lutermano. Embres-et-Castelmaure, Monda Asembleo Socia (MAS), 2010, 44 paĝoj, ISBN 978-2-918300-38-0

166: Karlo Markso: La kapitalo. Kritiko de la politika ekonomio. Unua volumo. Libro 1: La produktadprocezo de la kapitalo. Elgermanigita de Vilhelmo Lutermano. 3-a, reviziita eldono. [Embres-et-Castelmaure], Monda Asembleo Socia (MAS), 2016, 924 paĝoj, ISBN 978-2-36960-071-8

245: Karlo Markso; Frederiko Engelso: Tezoj pri Fojerbaĥo; Principoj de komunismo kaj aliaj verketoj. Elgermanigitaj de Vilhelmo Lutermano. 2-a, korektita kaj ampleksigita eldono. Embres-et-Castelmaure, Monda Asembleo Socia (MAS). 2020, ISBN 978-2-36960-225-5

Enpaĝigita de MAS sur paperformato 15,2· 22,9 cm per LibreOffice 7.2.2.2 kaj litertiparo *Liberation Serif*, 11 punktoj (teksto) kaj 10 punktoj (piednotoj), per *LibreOffice Writer*, sub Linukso *Mint*.

Presita en la Eŭropa Unio en la jaro 2023

www.ingramcontent.com/pod-product-compliance
Ingram Content Group UK Ltd.
Pitfield, Milton Keynes, MK11 3LW, UK
UKHW021128260726
13994UKWH00001B/33

9 782369 602279